주스&샌드위치
굿모닝 다이어트

배태자 저

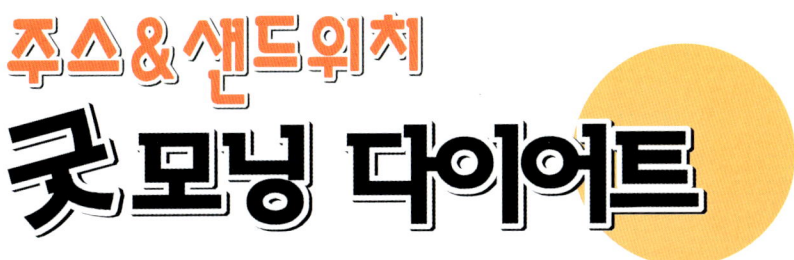

Sandwich

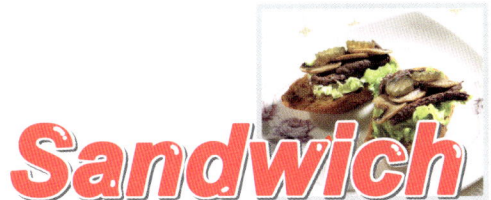
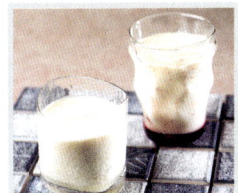
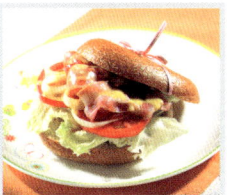
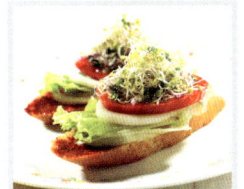
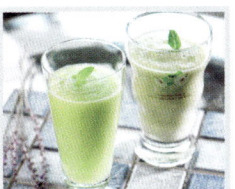
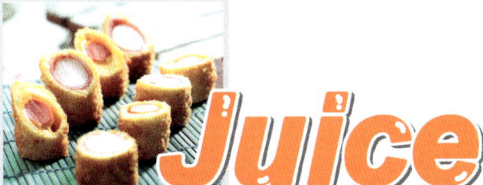

Juice

예신 Books

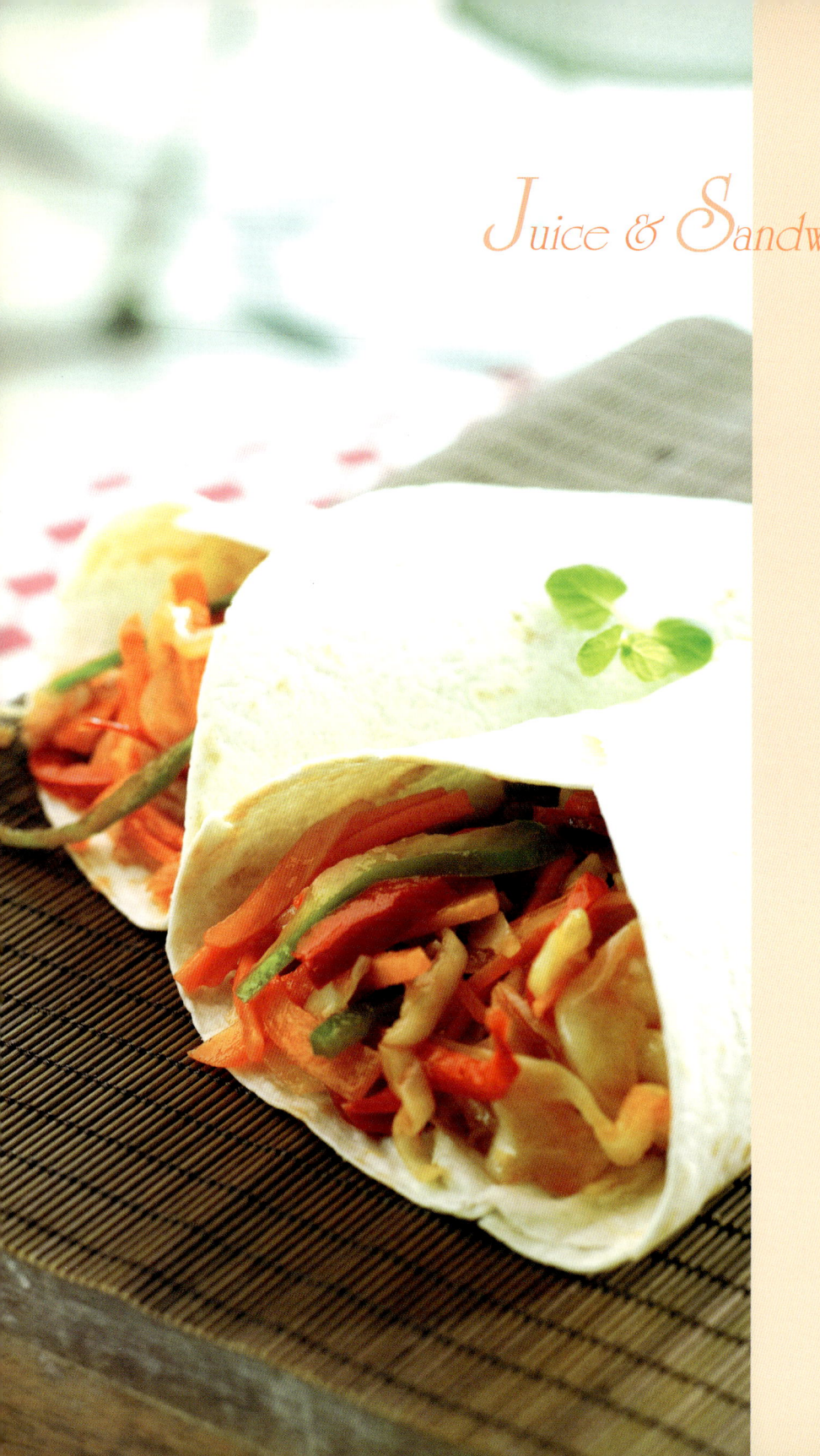

Juice & Sandwiches

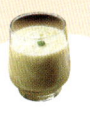

책을 펴내면서

바쁜 현대인의 아침 식사 대용으로 가장 인기 있는 것은 단연 샌드위치와 주스일 것이다.

샌드위치와 주스는 영양가도 높고 육류, 채소, 과일 등 주변에서 쉽게 구할 수 있는 재료로 만들 수 있다는 장점이 있다. 그리고 어떤 재료를 선택하느냐에 따라 얼마든지 다양한 맛과 모양을 낼 수 있다. 또 재료의 궁합까지 생각하면서 맛있게 만든다면 영양 만점 샌드위치와 비타민 주스가 될 것이다.

이 책에서는 하루 중 가장 바쁜 아침 시간을 즐겁게 해 줄 샌드위치와 주스를 소개할까 한다.

그동안 남편과 아이의 건강을 생각하면서 하나하나 완성해 온 레시피를 공개하려니 마음이 설레인다. 식탐이 많은 남편과 조금은 입이 까다롭지만 쑥쑥 잘 자라준 장남, 무엇이든 잘 먹는 예쁘고 착한 차남을 위해 준비하던 샌드위치와 주스를 많은 사람들과 함께 나눌 수 있게 되어 마음 가득 행복하다.

이 책을 만들면서 제일 염두에 둔 것은 주부의 마음이다. 요리를 잘 하지 못하는 초보자도 쉽게 따라 할 수 있도록 구성하였으므로 가족의 건강을 고민하는 주부들의 마음을 한결 가볍게 해 줄 수 있을 것이다.

영양과 사랑이 듬뿍 담긴 샌드위치와 주스를 만들면서 온 세상 주부들이 사랑받는 아내 행복한 엄마가 되었으면 하는 바람이다.

끝으로 이 책이 나오기까지 도움을 주신 춘화 언니, 오연림 선생님, 사진을 예쁘게 찍어 주신 성실장님, 도서출판 예신 여러분께 진심으로 감사드린다.

배태자
bbiggu1204@hanmail.net

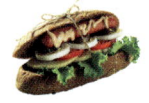

요리를 처음 시작하게 된 이야기

요리 강의를 10년 정도 하다 보니 어떻게 요리를 시작하게 되었는지 많이들 궁금해 한다.

이전의 나 역시 여느 주부와 다름없이 집에서 밥하고 빨래하고 아이들 키우고 여가로 에어로빅을 하던 평범한 주부였다. 아이들이 어렸기 때문에 무엇인가를 시작하려는 마음도 선뜻 낼 수 없었다. 그러던 어느 날 아이 친구의 엄마가 모 고등학교에서 평생교육 차원에서 지역주민과 학부모를 대상으로 요리교실을 운영한다고 해서 멋모르고 따라 간 것이 요리를 하게 된 계기가 되었다.

평생교육을 통해 처음으로 요리를 전문적으로 접하게 되면서 마냥 신나고 재미있어서 한식조리사 자격증 반에 들어가 3개월 동안 요리에만 열중하다 보니 자격증까지 취득하게 되었다.

처음 자격증이란 것을 취득하고 보니 신기하기도 하고 은근히 욕심도 생겼다. 그래서 내친김에 양식 조리사 자격증, 중식 조리사 자격증을 취득했고, 인터넷 동영상 강의를 통해 일식 조리사 자격증과 제과 제빵 자격증까지 취득하게 되었다.

그때 마침 요리교실을 운영하던 고등학교에서 평생교육원의 계속적인 운영을 위해 강사 양성 프로그램을 실시하였다. 거기에 참가하여 열심히 한 결과 요리 강사의 길을 열어주셨다. 그 분께는 지금도 가슴깊이 감사드린다.

꽤 오랫동안 요리 수업을 하다 보니 음식을 맛있게 하는 방법뿐만 아니라 어떻게 하면 음식을 좀 더 멋지게 그릇에 담을 수 있을까하는 고민도 생겼다. 마침 수원여대에서 일반인을 대상으로 한 푸드스타일리스트 자격증 반이 개설되어 수업을 받게 되었고 자격증도 취득하게 되었다.

그리고 우연한 기회에 도서출판 예신과 인연이 되어 요리책을 쓸 수 있는 기회가 주어졌고 처음으로 『보약으로 먹는 영양죽』을 출간하게 되었다. 뒤이어 『요리궁합』, 『성인병에 약이 되는 음식』, 『다이어트 샐러드 & 소스 만들기』를 출간하였다.

지금은 방송국에서도 방송 출연 요청이 오고 백화점이나 학교에서도 강의 요청이 온다. 자기 자랑같아 민망하지만 이런 이야기들을 애써 꺼내놓는 이유는 처음 도전하는 분들께 용기를 주고 싶어서이다.

처음 무언가를 시작해 보라고 하면 우리 전업 주부들은 변명 아닌 변명을 많이 한다. 아이가 아직 어려서…, 집안 일이 너무 많아 시간이 없어서…, 등등 이런 저런 이유들을 댄다. 주부가 가정에서 해내는 일량을 보면 맞는 말이긴 하다. 하지만 아이 다 키워 놓고 집안일 다 해놓고 무엇인가를 시작하려면 때는 이미 늦다.

내가 처음 요리를 시작할 때도 수많은 벽이 있었다. 아이가 어리다는 이유로 남편은 크게 반대를 했다. 나 역시 전업 주부일 때보다 아이들에게 얼마간 소홀하게 되고, 귀가가 늦어질 경우도 있어 그때마다 눈치를 보아야 했고 아이들에게도 미안했다. 그래서 이렇게까지 반대하는 길을 계속 가야 하나하고 나 자신에게 수없이 되묻고 고민을 했지만, 요리에 대한 열정을 버리지 않았다.

지금은 남편과 아이들 모두가 좋아한다. 새 책이 출간되면 남편은 은근히 자랑하고 싶어서 회사에 들고 가는데 그런 남편이 사랑스럽고, 또 건강하고 씩씩하게 잘 자라준 두 아들이 너무 고맙다.

내가 전문 요리 강사가 된 것은 처음부터 계획한 것은 아니지만 우연히 이루어진 일도 아닐 것이다. 준비가 되어 있었기에 기회가 주어졌을 때 해낼 수 있었다는 생각을 해본다. 그래서 요리 강의에 나가서 내가 제일 먼저 하는 말도 '목표를 세우기보다 무엇인가를 완성해 두면 언젠가는 기회가 온다'는 것이다. 아이가 어릴 때 조금씩 준비를 한다면 아이가 다 자랐을 때 내게도 할 수 있는 일이 있다는 것이다.

요즘도 중학교나 고등학교에서 요리 강의를 하다 보면 보람을 느낄 때가 많다. 열심히 수업을 듣고 노력하여 조리사 자격증을 취득해 오는 분들을 볼 때마다 내 일인 것처럼 가슴 뿌듯하다.

조금만 돌아보면 우리 주변에 배움의 길이 많이 열려 있다. 나도 할 수 있다는 용기를 가지고 도전해 보길 바란다.

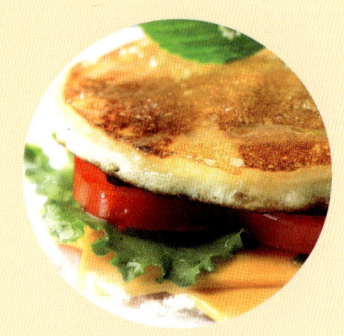

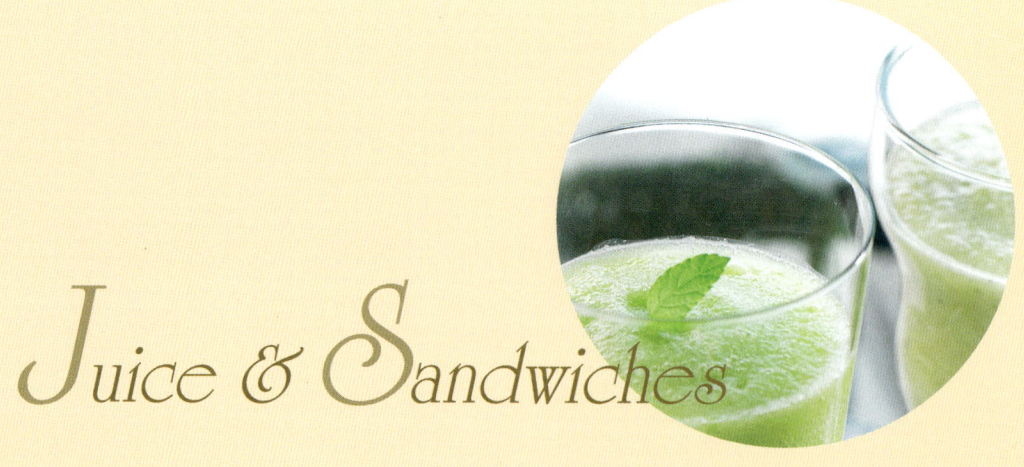

Juice & Sandwiches

CONTENTS 차례

계량하는 방법 …………………………………… 10
샌드위치용 빵의 종류 …………………………… 11
샌드위치 속 재료 ………………………………… 12
샌드위치 소스와 도구 …………………………… 14

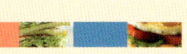 Part 01 샌드위치

핫케이크 샌드위치 ……………………………… 19
베이글 샌드위치 ………………………………… 21
두부 샌드위치 …………………………………… 23
김치전 피자 ……………………………………… 25
햄버그스테이크 햄버거 ………………………… 27
식빵 튀김 ………………………………………… 29
단호박 경단 ……………………………………… 31
참치 감자부침 샌드위치 ………………………… 33
브런치 브레드 샌드위치 ………………………… 35
카스텔라 고구마 케이크 ………………………… 37
소시지 가래떡 롤 ………………………………… 39
참치 모닝빵 샌드위치 …………………………… 41
마늘빵 불고기 샌드위치 ………………………… 43
치즈 잼 롤 샌드위치 …………………………… 45
닭다리살 샌드위치 ……………………………… 47

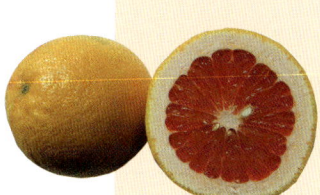

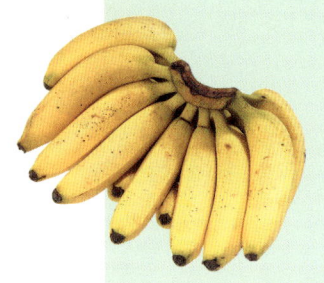

버터롤 샌드위치 ·················· 49
생선 커틀릿 샌드위치 ············· 51
어니언 샌드위치 ·················· 53
미니 돈가스 샌드위치 ············· 55
바게트 고추장 샌드위치 ··········· 57
단호박 고구마 샐러드 샌드위치 ···· 59
감자 샐러드 샌드위치 ············· 61
모닝빵 과일 버거 ················· 63
감자 달걀 샌드위치 ··············· 65
새우 샌드위치 ···················· 67
치즈 감자 샌드위치 ··············· 69
파프리카 바게트 샌드위치 ········· 71
퀘사디아 ························· 73
채소 동그랑땡 샌드위치 ··········· 75
소시지 샌드위치 ·················· 77

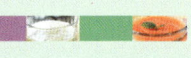 Part 02 **건강 주스**

사과 건강 주스 ··················· 81
수박 건강 주스 ··················· 83
오이 건강 주스 ··················· 85
마 건강 주스 ····················· 87
토마토 건강 주스 ················· 89
포도 건강 주스 ··················· 91
키위 건강 주스 ··················· 93

단호박 건강 주스 ·· 95
감자 건강 주스 ··· 97
바나나 건강 주스 ··· 99
복숭아 건강 주스 ·· 101
파프리카 건강 주스 ··· 103
양배추 건강 주스 ·· 105
당근 건강 주스 ·· 107
멜론 건강 주스 ·· 109
브로콜리 건강 주스 ··· 111
귤 건강 주스 ··· 113
그레이프프루트 건강 주스 ··································· 115
배 건강 주스 ··· 117
셀러리 건강 주스 ·· 119

Part 03 부록

20가지 과일·채소의 효능 ······································ 122
에필로그 ·· 132

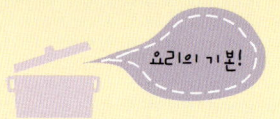

계량하는 방법

1 큰술(T) — table spoon

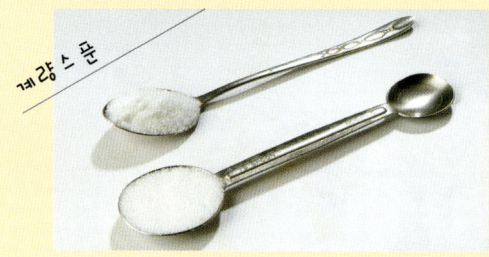
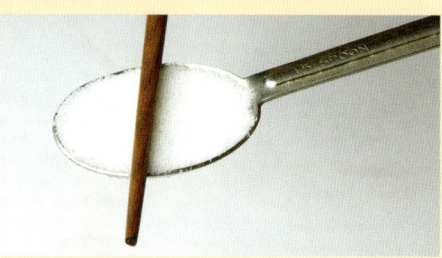

계량스푼의 1 큰술(T)은 15cc를 말하며 계량할 내용물을 계량스푼에 수북히 채운 후 젓가락을 사용하여 수평으로 깎아서 계량한다. 일반 숟가락을 사용할 경우에는 수북히 담는다.

1 작은술(t) — tea spoon

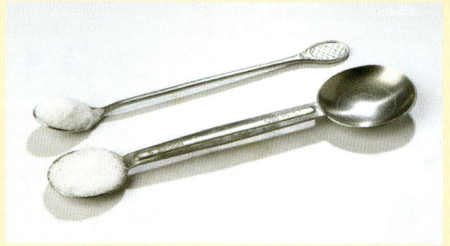
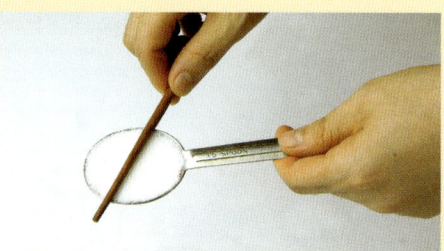

계량스푼의 1 작은술(t)은 5cc를 말하며 젓가락을 사용하여 수평으로 깎아서 계량한다. 찻숟가락을 사용할 경우에는 수북히 담는다.

1 컵 — cup   저울 — dial scale

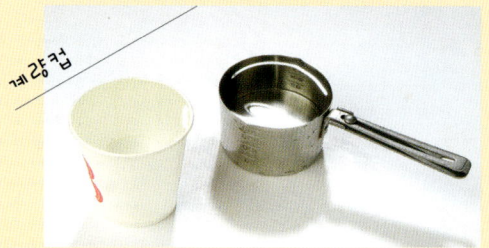
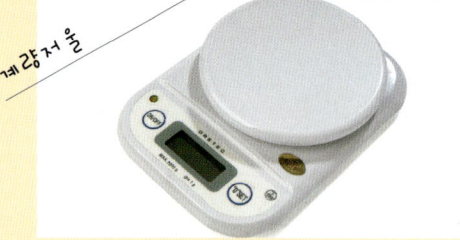

액체는 계량컵을 이용하여 측정하는데, 1컵은 200cc를 기준으로 한다. 측정 시에는 눈금과 액체 표면의 아랫부분을 눈과 같은 높이로 하여 정확하게 읽어야 한다. 종이컵을 사용하여도 된다.

계량저울을 사용할 때에는 전원을 켜고 그릇을 올렸을 때 그릇 무게를 빼고 0으로 맞춘 후 재료를 올려 놓고 계량한다.

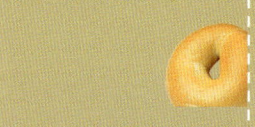

샌드위치용 빵의 종류

샌드위치를 만들기 위해 사용하는 빵에는 어떤 것들이 있는지 알아볼까요?

빵은 그 종류에 따라 다양한 모양의 샌드위치를 만들 수 있고, 샌드위치의 맛을 결정하는 가장 중요한 재료이다.

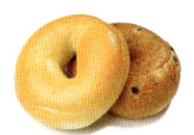

베이글
우유, 달걀, 버터 등이 많이 들어있지 않아 칼로리가 낮고 담백하여 샌드위치에 많이 사용되며, 다른 빵에 비해 오랫동안 신선하게 먹을 수 있는 장점이 있다.

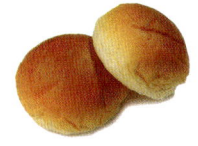

모닝빵
반으로 잘라 과일 잼이나 크림치즈를 발라 먹어도 좋고 부드럽고 고소해서 미니 샌드위치로도 많이 사용된다. 아침에 우유와 함께 빵만 먹어도 좋다.

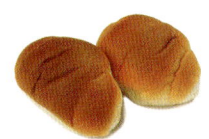

버터롤
고소한 향이 있고 반죽이 부드러우며 맛도 좋다. 오븐에서 나오는 즉시 뜨거울 때 커피와 함께 먹으면 특별한 맛이 있다.

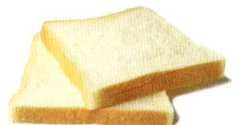

식 빵
많은 사람이 아침 식사 대용으로 즐겨 먹으며, 샌드위치나 토스트에 기본이 되는 빵이다. 반죽에 들어가는 재료에 따라 우유 식빵, 옥수수 식빵, 버터 식빵, 밤 식빵, 곡물 식빵 등 다양하게 있다.

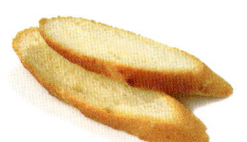

바게트빵
겉은 바삭하고 고소한 맛이 있으며 속은 부드럽다. 치즈를 올려 오븐에 구워 먹거나 속을 파내어 샐러드를 넣어 먹기도 하고 수프에 띄워서 부드럽게 먹어도 좋다.

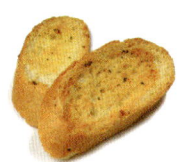

마늘빵
바게트를 슬라이스해서 버터를 바른 뒤 다진 마늘과 파슬리 가루를 뿌려 오븐에 구운 것으로 수분이 제거되어 더욱 바삭하게 즐길 수 있다. 프라이팬에 호일을 깔고 뚜껑을 덮어서 구우면 간편하게 마늘빵을 완성할 수 있다.

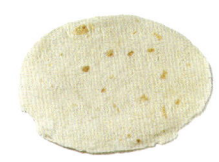

또띠아
집에서 간단하게 피자를 만들 때 도우로도 사용할 수 있고, 소스를 발라 각종 고기나 채소, 햄, 치즈를 넣어 말아 먹기도 한다.

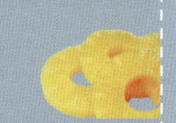

샌드위치 속 재료

샌드위치를 맛있게 해 줄 기본 속 재료를 알아볼까요?

어떤 재료를 선택하느냐에 따라 다양한 맛을 낼 수 있고 기호에 맞는 샌드위치를 만들 수 있다.

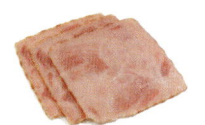

슬라이스 햄

샌드위치에 가장 많이 쓰이는 재료로 소고기나 닭고기 등을 갈아서 조미한 후 훈연한 것이라 조리하지 않고 먹을 수 있으며 살짝 구워서 먹기도 한다.

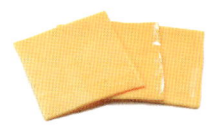

슬라이스 치즈

부드러운 맛으로 햄버거, 샌드위치, 김밥, 라면 등에 잘 어울리는 고급 치즈이다. 고소하고 신맛이 없어 맛이 좋고 낱장으로 포장되어 있어 사용이 간편하다. 살짝 녹으면 맛이 더욱 좋아진다.

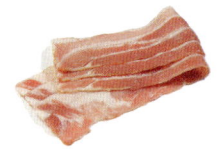

베이컨

돼지고기 삼겹살을 소금에 절여 훈연시킨 것으로 피자, 샐러드, 샌드위치, 볶음밥 등에 다양하게 이용되며 바싹 구우면 고소한 맛이 나고 살짝 구우면 담백한 맛을 즐길 수 있다.

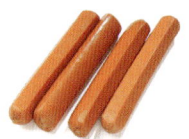

프랑크푸르트 소시지

어린이 간식으로 끓는 물에 데쳐서 케첩에 찍어 먹어도 좋고 술안주로 칼집을 넣어 팬에 구워 핫소스에 찍어 먹어도 좋으며 동글동글하게 썰어 피자 위에 올려도 잘 어울린다.

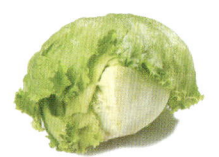

양상추

샌드위치나 샐러드에 많이 쓰이는 재료로 싱싱하게 사용하기 위해서는 얼음물에 담갔다가 쓰거나 깨끗이 씻어서 냉장고에서 1시간 정도 두었다가 사용하면 아삭아삭한 맛을 느낄 수 있다.

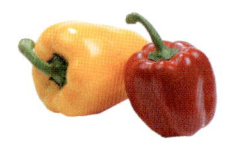

파프리카

붉은색, 노란색, 주황색 등 색이 예뻐 샌드위치나 샐러드, 볶음밥 등에 많이 이용된다. 또 맵지 않고 달달해서 오븐이나 팬에 구워서 껍질을 벗겨 소스 만드는 데도 많이 사용된다.

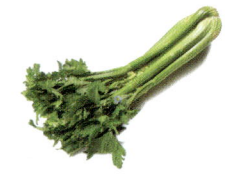

셀러리

20~25cm의 길이에 짙은 녹색이 좋다. 향이 강해서 서양요리에 많이 이용되며 잎은 끓는 물에 데쳐서 초고추장에 무쳐 먹어도 좋다. 생으로 마요네즈에 찍어서 먹기도 한다.

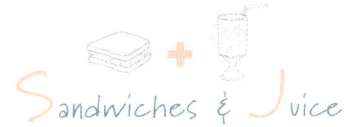

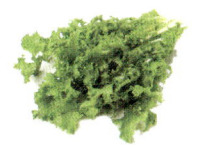

치커리

치커리 특유의 쓴맛은 소화를 촉진시킨다. 끓는 물에 살짝 데쳐서 소금과 참기름에 조물조물 무쳐서 먹으면 맛이 좋다. 씻지 않은 상태에서 비닐이나 신문에 싸서 냉장 보관하는 것이 좋다.

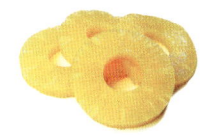

파인애플

파인애플은 그냥 먹어도 맛이 있으며 주스나 샌드위치, 샐러드에 많이 이용된다. 팬이나 그릴에 구워서 먹으면 더욱 단맛이 강하고 신맛이 덜하며 부드럽다. 편리하게 통조림을 사용해도 좋다.

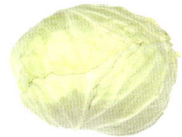

양배추

양배추는 생으로 채썰기하여 샐러드에 많이 이용하며 다져서 소스와 함께 샌드위치 속으로도 많이 쓴다. 비타민 C와 칼슘이 풍부하므로 생으로 먹으면 좋다.

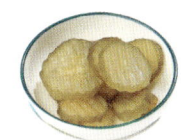

오이 피클

오이 피클은 톡 쏘면서 아삭아삭한 맛이 있어 샌드위치의 맛을 한층 더 높이며, 끝맛이 개운하여 다져서 햄버거 소스에도 이용되고 피자와도 잘 어울린다.

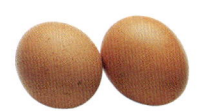

달 걀

우리 몸에 필요한 아미노산이 풍부하다. 노른자에 지방이 들어 있으나 소화되기 쉬운 형태로 되어 있다. 특히 달걀은 성장기 어린이에게 단백질을 공급하는 매우 좋은 식품이다.

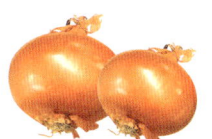

양 파

품종에 따라 둥근 모양과 납작하면서 둥근 모양이 있으며 샐러드, 샌드위치, 수프, 고기요리에 많이 사용된다. 피클로도 많이 먹으며 생으로 고추장이나 자장에 찍어 먹기도 한다.

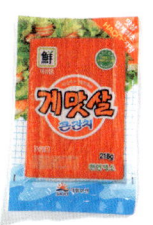

게맛살

게맛살은 명태 연육에 게의 향과 게 진액을 혼합하여 만든 것이다. 쫄깃쫄깃한 맛과 빨간색이 선명하여 샌드위치나 샐러드, 김밥 등의 단골 재료로 쓰인다.

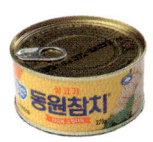

참 치

등 푸른 생선을 대표하는 참치는 DHA가 풍부해 두뇌를 활발하게 하고 성인병을 예방하는 EPA가 다량 함유되어 있다. 또한, 어린이 성장 발육에 좋은 아미노산과 빈혈에 효과적인 철분이 많다.

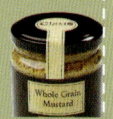

샌드위치 소스와 도구

샌드위치의 맛을 좌우하는 소스의 종류와 샌드위치를 만드는 데 필요한 도구를 알아볼까요?

소스는 샌드위치 맛을 더욱 풍부하게 만들어 준다. 또 샌드위치용 도구를 사용하면 간편하게 모양새 있는 샌드위치를 만들 수 있다.

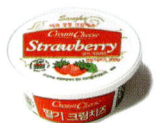

크림 치즈

크림치즈는 버터나 마가린에 비해 칼로리가 낮고 단백질이 주성분으로 빵에 발라 먹으면 고소하고 부드럽다. 딸기맛, 파인애플맛, 마늘맛 등 다양한 맛을 즐길 수 있다.

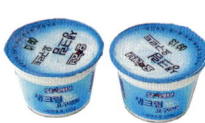

플레인 요구르트

우유에 유산균 요구르트를 넣어 발효시킨 것으로, 떠 먹는 요구르트라고도 불리며 복숭아 맛, 딸기 맛, 살구 맛, 키위 맛 등이 다양하게 나와 있다.

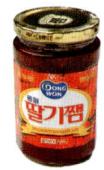

딸기 잼

빵이나 과자에 가장 많이 발라 먹는 과일 잼으로 신맛과 단맛이 잘 어울린다. 딸기, 복숭아, 포도, 사과, 오렌지 등 과일을 끓이다가 설탕을 넣고 조린 것이다.

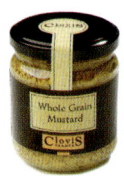

홀 그레인 머스타드

홀 그레인 머스타드는 씨겨자가 그대로 들어 있으며 작은 씨의 씹히는 맛이 고급스럽다. 일반 머스타드에 비해 약간 신맛이 강하며 겨자향이 있어 각종 소스에 잘 어울린다.

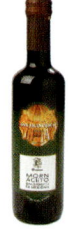

발사믹 식초

포도를 발효시켜 만든 식초로 이탈리아에서 만든 것이다. 샐러드 드레싱에 많이 이용되며 걸쭉하게 끓여서 음식 데코레이션에도 이용할 수 있다.

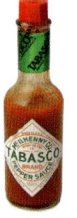

핫소스

핫소스는 톡 쏘는 매운 맛이 있어 매콤한 소스에 많이 사용된다. 작고 매운 고추로 만들었으며, 대표적인 것으로 타바스코가 있다. 주로 피자 먹을 때 많이 이용된다.

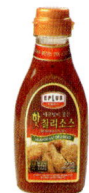

칠리소스

칠리 소스는 매콤 달콤한 맛으로 새우튀김 소스로 잘 어울리며 돼지고기, 닭고기, 소고기 등에도 잘 어울린다.

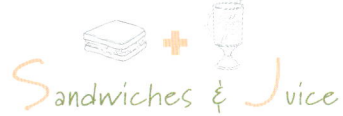

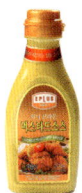

허니 머스터드 소스

좀 더 부드러운 맛을 원할 경우에는 마요네즈를 섞고 사과즙이나 파인애플즙을 섞어주면 상큼해진다. 샌드위치 완성 시 빵에 머스터드를 발라 수분이 스며드는 것을 예방해주고 각종 튀김의 소스로 좋다.

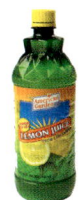

레몬즙

레몬을 바닥에서 살살 굴렸다가 반으로 잘라 즙을 짜서 사용해도 좋고 마트의 수입 코너에서 즙을 구입해서 사용해도 된다.

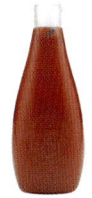

토마토 케첩

잘 익은 토마토를 재료로 만든 서양식 조미료로 잘 익은 토마토일수록 펙틴질이 많다. 마요네즈와 케첩을 혼합하여 사용하면 부드러운 맛을 즐길 수 있고 각종 튀김이나 소스에 많이 이용된다.

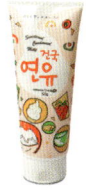

연 유

우유를 진공상태에서 1/2로 농축시킨 것으로 각종 소스에 첨가하면 그 맛이 부드러워진다. 커피에 프림 대용으로 사용하기도 하고 과자, 빵, 과일 등을 찍어 먹기도 하며 팥빙수나 주스에 넣기도 한다.

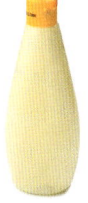

마요네즈

마요네즈는 달걀노른자에 식물성 기름을 섞어 만든 것으로 부드럽고 고소한 맛이 있어 고기요리, 생선요리, 샐러드에 많이 이용되며, 개봉 후에는 냉장 보관하면 오래 보존할 수 있어 좋다.

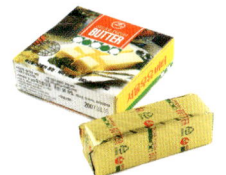

버 터

우유 중의 지방을 분리하여 크림을 만들고 이것을 세게 휘저어 엉기게 한 다음 응고시켜 만든 것이다. 버터는 소금을 넣은 가염버터와 소금을 넣지 않은 무염버터로 구분되는데 주로 가염버터를 많이 사용하고 있다.

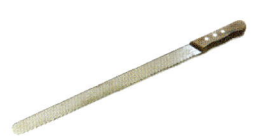

빵 칼

빵을 절단할 때 사용되는 것으로 빵이나 샌드위치가 부서지지 않게 자를 수 있으며 빵이 눌리지 않으며 잘려진 단면이 매끈하고 깔끔하게 할 수 있다.

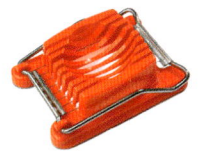

달걀 절단기

완숙으로 삶은 달걀은 껍질을 제거하고 절단기에 올려 슬라이스 한 뒤 카나페나 샌드위치, 샐러드에 모양 있게 사용할 수 있다. 달걀 절단기는 달걀을 먹기 쉬운 크기로 얇게 썰 수 있는 도구이다.

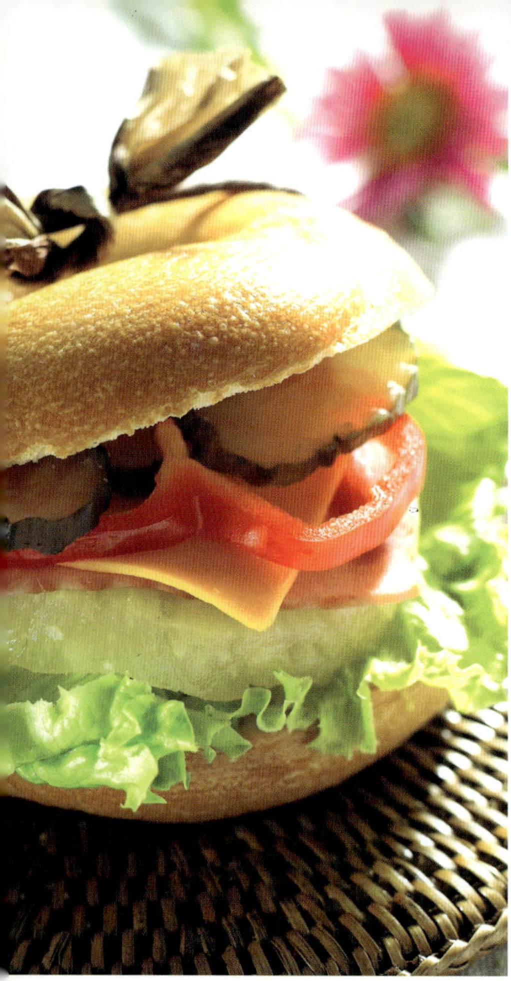

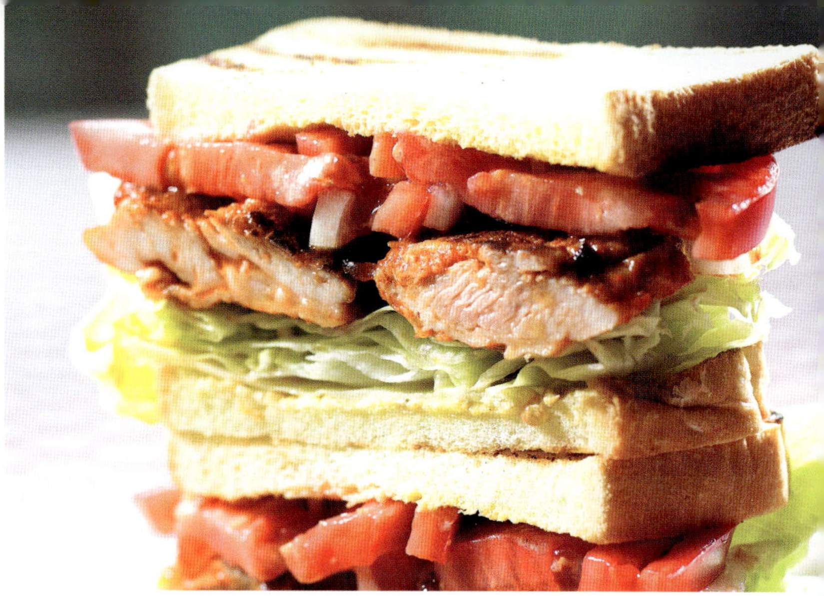

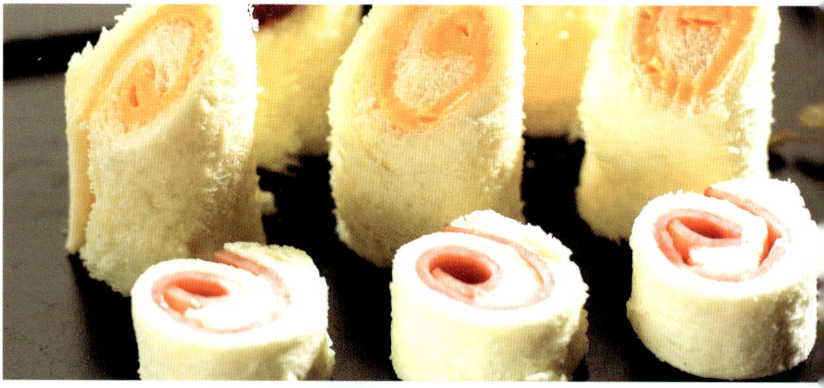

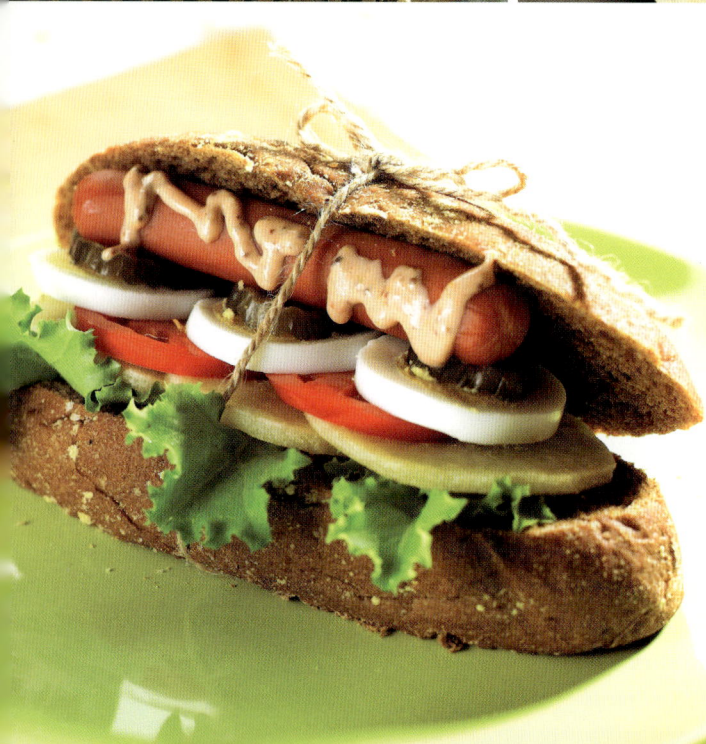
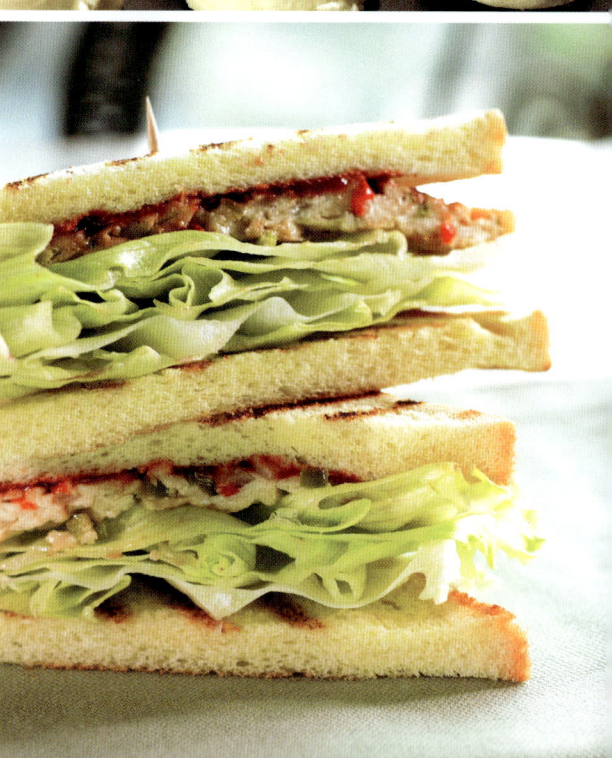

Part 01

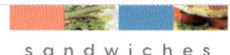
sandwiches

샌드위치

핫케이크 샌드위치 | 베이글 샌드위치 | 두부 샌드위치 | 김치전 피자 | 햄버그스테이크 햄버거 | 식빵 튀김 | 단호박 경단 | 참치 감자부침 샌드위치 | 브런치 브레드 샌드위치 | 카스텔라 고구마 케이크 | 소시지 가래떡 롤 | 참치 모닝빵 샌드위치 | 마늘빵 불고기 샌드위치 | 치즈 잼 롤 샌드위치 | 닭다리살 샌드위치 | 버터롤 샌드위치 | 생선 커틀릿 샌드위치 | 어니언 샌드위치 | 미니 돈가스 샌드위치 | 바게트 고추장 샌드위치 | 단호박 고구마 샐러드 샌드위치 | 감자 샐러드 샌드위치 | 모닝빵 과일 버거 | 감자 달걀 샌드위치 | 새우 샌드위치 | 치즈 감자 샌드위치 | 파프리카 바게트 샌드위치 | 퀘사디아 | 채소 동그랑땡 샌드위치 | 소시지 샌드위치

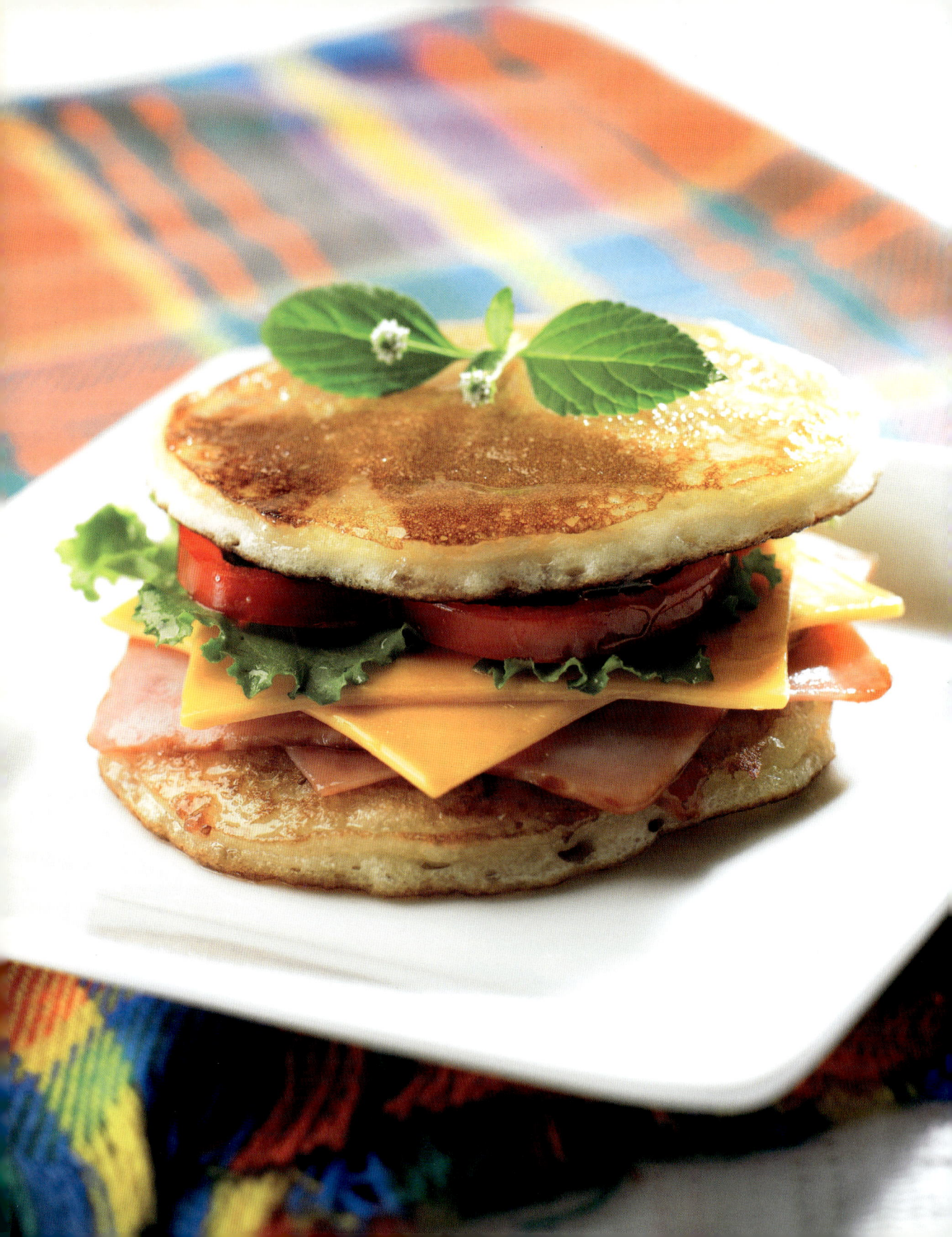

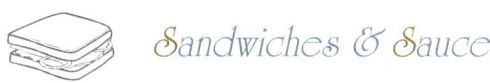 *Sandwiches & Sauce*

핫케이크 샌드위치

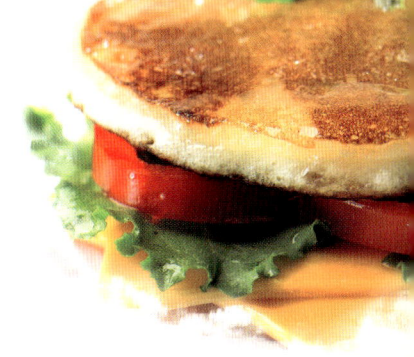

재 료

시판용 핫케이크 가루 200 g
우유 1컵
식용유 적당량
치커리 50 g
붉은 파프리카 1개
딸기 잼 적당량
슬라이스 햄 4장
슬라이스 치즈 4장
올리고당 적당량

● **만드는 방법**

1 핫케이크 가루 반죽하기 시판용 핫케이크 가루에 우유를 넣어 반죽을 한다.

2 반죽 굽기 프라이팬이 뜨거워지면 식용유를 두르고 반죽을 동그랗게 손바닥만하게 굽는다.

3 치커리 씻기 치커리는 깨끗이 씻어서 물기를 제거한다.

4 파프리카 썰기 파프리카는 깨끗이 씻어서 물기를 제거한 뒤 둥근모양으로 썬다.

5 햄, 치즈, 치커리, 파프리카 올리기 구워진 핫케이크에 딸기 잼을 살짝 바르고 슬라이스 햄, 치즈, 치커리, 파프리카를 올린 뒤 핫케이크를 한 장 더 올린다.

6 마무리하기 핫케이크 샌드위치를 예쁜 접시에 담고 올리고당으로 뿌려 낸다.

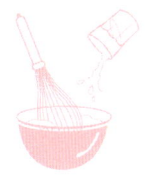

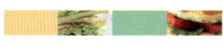
cooking+tip

* **핫케이크에 생크림 이용하기**

핫케이크를 구워서 생크림을 휘핑하여 발라 먹어도 좋다.
핫케이크 위에 생크림을 바르고 생과일이나 물기를 제거한 후르츠 통조림을 올리면 좀 더 멋있고 맛있는 핫케이크가 된다.

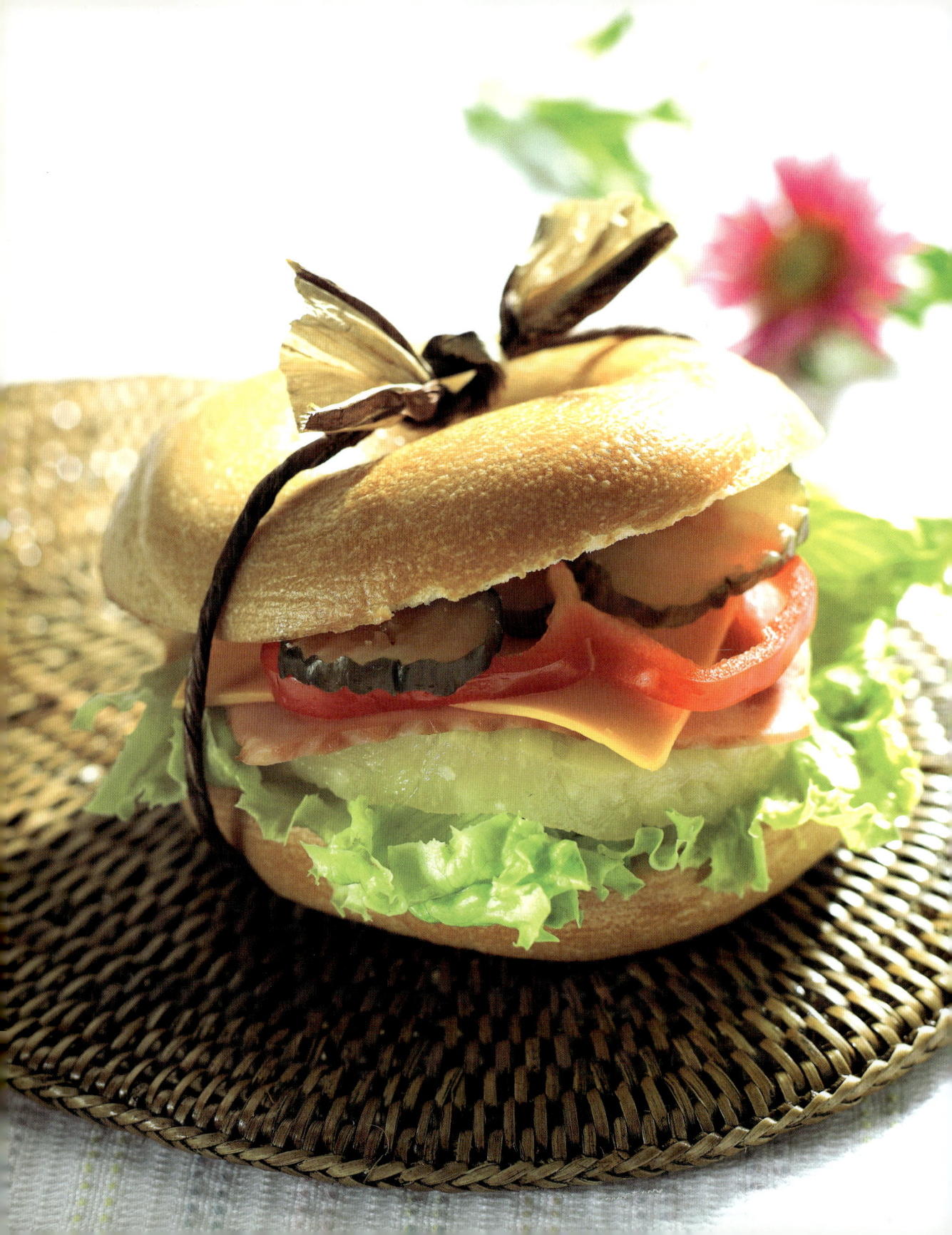

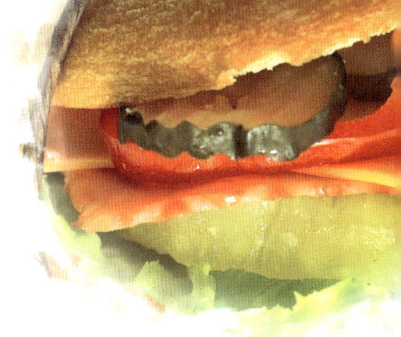

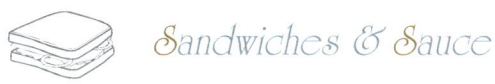 *Sandwiches & Sauce*

베이글 샌드위치

재 료

베이글 2개
파인애플 링 2개
슬라이스 햄 2장
슬라이스 치즈 2장
붉은 파프리카 1개
오이 피클 50 g
양상추 2장
머스터드 적당량

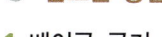 만드는 방법

1 베이글 굽기 베이글은 반으로 잘라 오븐이나 프라이팬에 바삭하게 굽는다.

2 파인애플 물기 제거 파인애플은 통조림으로 구입하여 체에 밭쳐 물기를 제거한다.

3 속 재료 준비 슬라이스 햄, 치즈, 파프리카(둥근모양으로 썰기)와 오이 피클을 준비한다.

4 양상추 자르기 양상추는 깨끗하게 씻어서 물기를 제거하고 베이글 크기에 맞추어 잘라 둔다.

5 마무리하기 바삭하게 구워 둔 베이글에 머스터드를 바르고 양상추-파인애플-슬라이스 햄-치즈-파프리카-오이 피클을 순서대로 올리고 나머지 베이글을 올려 완성한다.

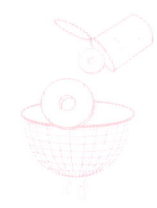

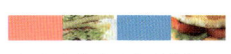
cooking tip

* 베이글 간단하고 맛있게 먹는 방법

베이글을 반으로 잘라 오븐이나 프라이팬에서 바삭하게 구워 시판용 크림치즈를 바르면 간단하고 맛있게 즐길 수 있다.

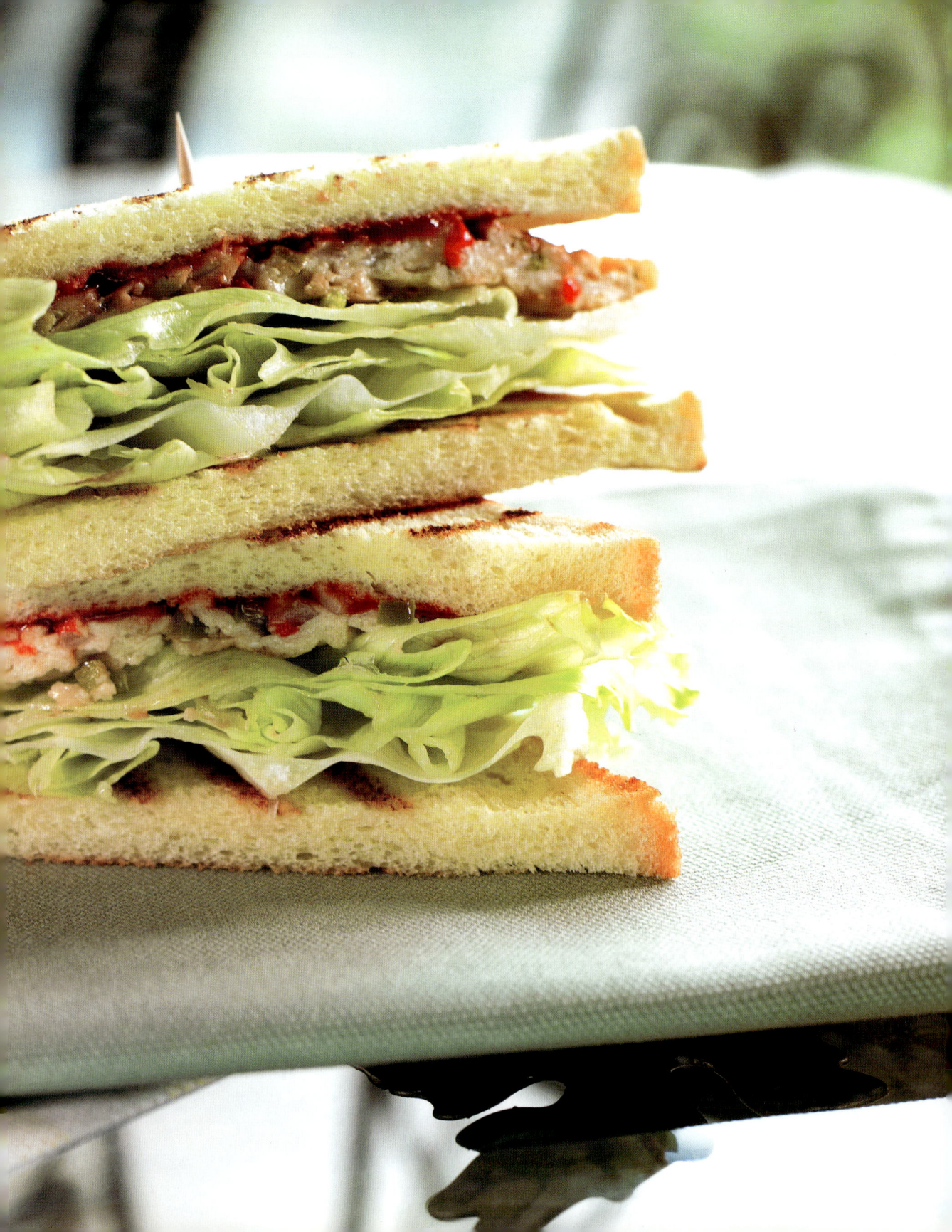

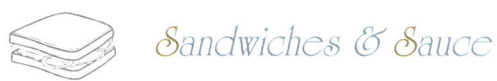 *Sandwiches & Sauce*

두부 샌드위치

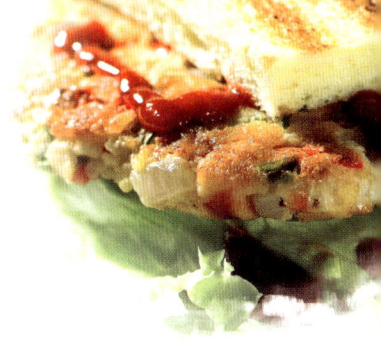

재 료

식빵 4장
두부 1/2모(100g)
붉은 피망 1/2개
푸른 피망 1/2개
양파 1/4개
양상추 2장
소금 약간
식용유 적당량

◉ 만드는 방법

1. **식빵 자르기** 식빵은 가장자리를 자르고 준비한다.
2. **두부 물기 제거** 두부는 키친타월에 올려 물기를 제거한다.
3. **두부 체에 내리기** 두부를 체에 내린다.
4. **피망, 양파 다지기** 붉은 피망, 푸른 피망, 양파는 곱게 다진다.
5. **두부 양념하기** 체에 내린 두부를 볼에 담고 다진 피망과 양파를 섞어서 소금으로 간해서 치댄다.
6. **두부 모양 잡기** 치댄 두부는 잘라 둔 식빵 크기로 모양을 잡는다.
7. **식빵 굽기** 프라이팬이 뜨거워지면 기름기 없는 상태에서 식빵을 굽는다.
8. **두부 굽기** 기름을 두르고 모양을 잡아 놓은 두부를 노릇노릇하게 굽는다.
9. **마무리하기** 식빵 위에 양상추를 깔고 구워 놓은 두부를 올린 뒤 케첩을 뿌리고 식빵을 덮어 완성되면 삼각모양으로 자른다.

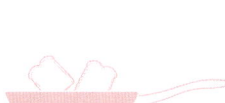

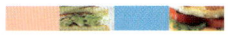
cooking✢tip

* **두부 구입 후 보관 방법**

    구입한 두부는 밀폐용기에 옮겨 담아 생수를 부어 간수를 빼 주면 오랫동안 보관이 가능하다.

* **두부로 쉽게 죽 만들기**

    두부는 체에 내리고 쌀은 불려 으깬 뒤 다진 버섯과 당근을 함께 섞어 물을 붓고 센불로 끓인다. 끓기 시작하면 중불로 쌀이 퍼질 때까지 뭉근히 끓인 뒤 소금으로 간하면 간편한 아침 식사가 된다.

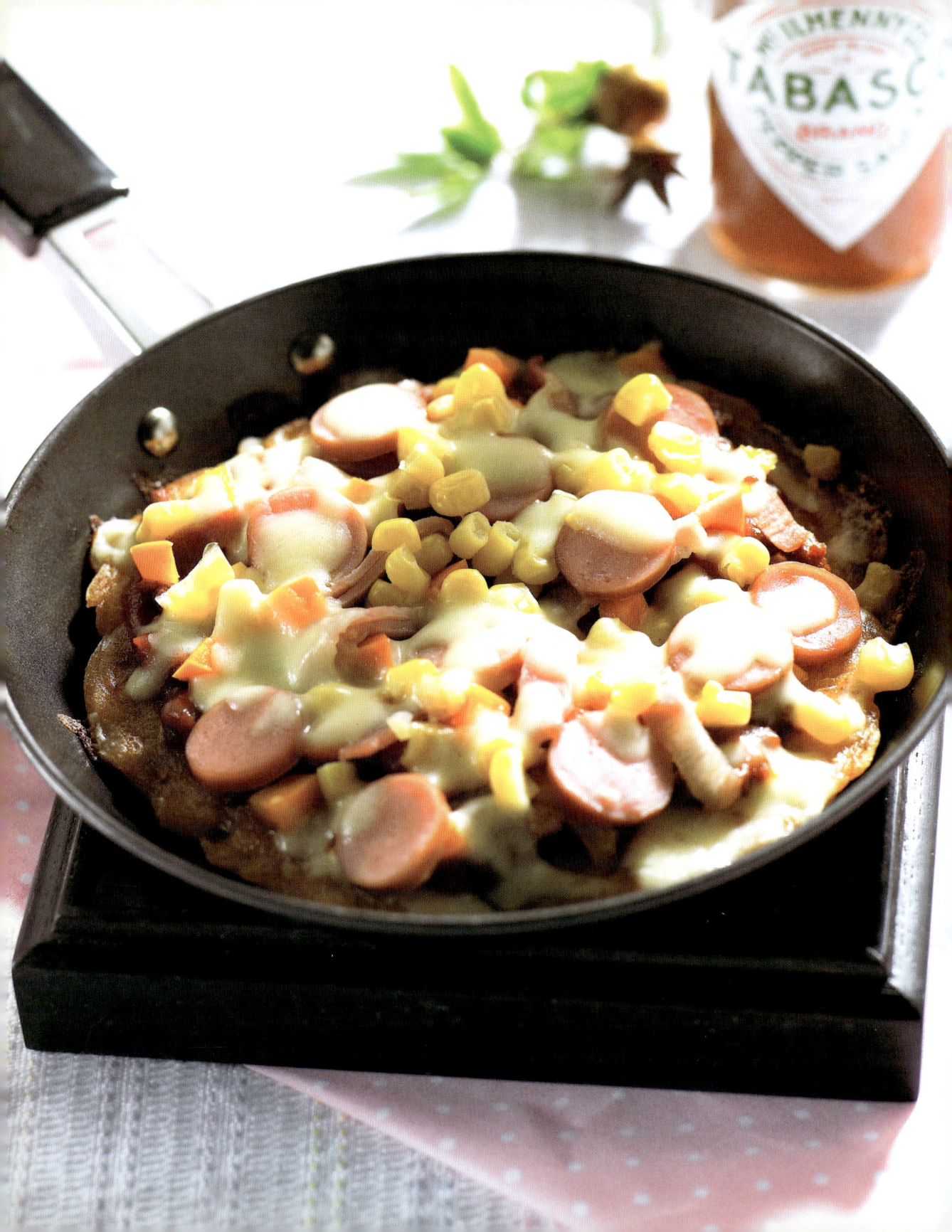

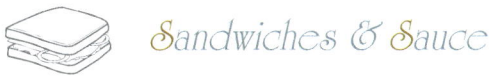 *Sandwiches & Sauce*

김치전 피자

재료

송송 썬 배추김치 1컵
부침 가루 1컵
생수 적당량
올리브 오일 적당량
베이컨 4장
주황 파프리카 1/2개
양파 1/2개
프랑크푸르트 소시지 4개
캔 옥수수 2큰술
모차렐라 치즈 적당량

만드는 방법

1. **반죽에 김치 넣기** 부침 가루에 생수로 반죽을 한 뒤 송송 썬 배추김치를 넣는다.
2. **반죽 굽기** 프라이팬이 뜨거워지면 올리브 오일을 두르고 1의 반죽을 올려 굽는다.
3. **베이컨 굽기** 베이컨은 기름기 없는 프라이팬에 바삭하게 구워 키친 타월에 올려 기름기를 제거하고 잘게 자른다.
4. **파프리카, 양파 다지기** 파프리카와 양파는 곱게 다진다.
5. **소시지 썰기** 프랑크푸르트 소시지는 둥글게 썬다.
6. **옥수수 물기 제거** 캔 옥수수는 체에 받쳐 물기를 제거한다.
7. **김치전 굽기** 프라이팬에 김치전을 놓고 소스를 바르고 구운 베이컨과 다진 파프리카, 양파를 올린 뒤 소시지와 옥수수를 올리고 치즈를 뿌린 뒤 뚜껑을 덮은 뒤 은근히 굽는다.
8. **마무리하기** 치즈가 녹으면 꺼내서 6등분으로 자른다.

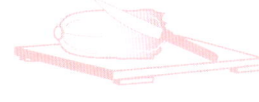

소스 재료

다진 소고기 100 g
다진 양파 1/4개 분량
다진 마늘 1큰술
케첩 1/2컵
소고기 육수(물) 2/3컵
월계수 잎 2장
오레가노 1작은술
소금, 후추, 올리브 오일 적당량씩

피자 소스 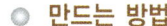 만드는 방법

1. 다진 소고기는 키친타월에 올려 핏물을 제거하여 잡냄새를 방지한다.
2. 프라이팬에 올리브 오일을 두르고 다진 양파와 마늘로 향을 낸 뒤 다진 소고기를 볶다가 소고기가 어느 정도 익으면 케첩과 육수(물)를 넣는다.
3. 2에 월계수 잎을 반으로 뜯어 오레가노와 함께 넣고 졸인다.
4. 소스가 걸쭉하게 졸여지면 월계수잎은 꺼내고 소금, 후추로 간한다.

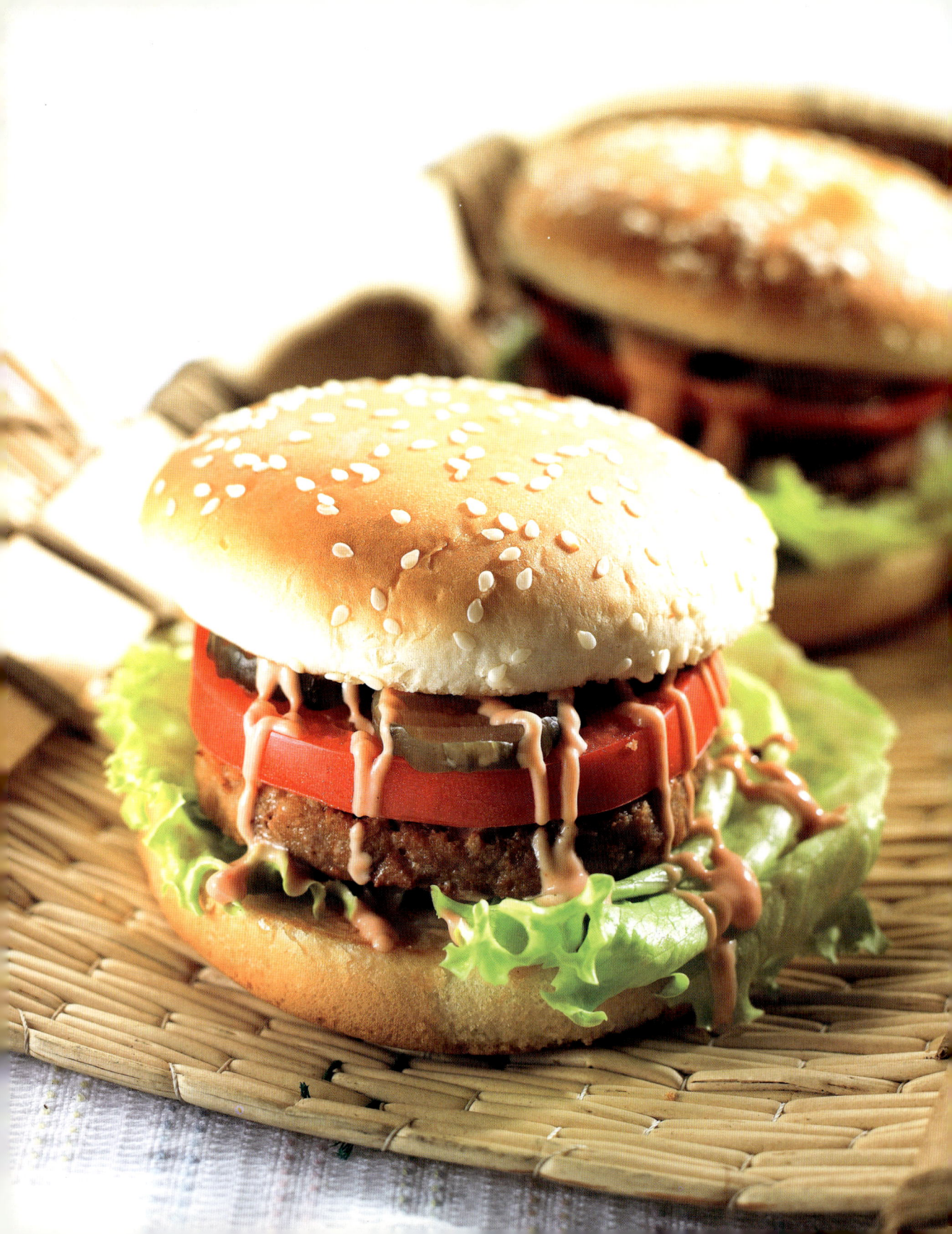

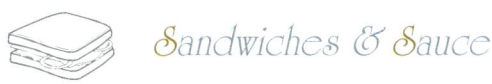 *Sandwiches & Sauce*

햄버그스테이크 햄버거

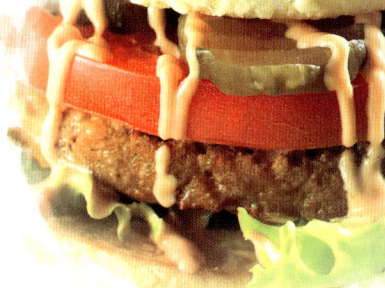

재 료

햄버거 빵 2개
햄버그스테이크 2장
양상추 2장
토마토 1개
슬라이스 오이 피클 8개

햄버그스테이크 재료

다진 소고기 200 g
다진 돼지고기 60 g
양파 1/2개
셀러리 1/2대
달걀 노른자 1개
밀가루 1큰술
빵가루, 배즙 3큰술씩
다진 마늘, 소금 1작은술씩
버터, 올리브 오일 2큰술씩
후추 약간

소 스

마요네즈 3큰술
케첩 1큰술

만드는 방법

1. **고기 다지기** 다진 소고기와 돼지고기는 키친타월에 올려 핏물을 제거 한 뒤 도마에 올려 놓고 곱게 다진다.

2. **양파 다지기** 양파는 곱게 다진다.

3. **셀러리 다지기** 셀러리는 섬유질을 제거한 뒤 곱게 다진다.

4. **피망, 양파 다지기** 다진 양파와 셀러리는 프라이팬에 올리브 오일을 두르고 볶은 뒤 식힌다.

5. **양념하기** 볼에 소고기, 돼지고기, 볶은 양파, 셀러리, 달걀 노른자, 밀가루, 빵가루, 배즙, 마늘, 소금, 후추를 넣고 골고루 섞어준다.

6. **반죽 모양 잡기** 5의 반죽을 햄버거 빵보다 약간 크고 0.7 cm 두께로 동그랗게 만든다.

7. **스테이크 굽기** 프라이팬에 버터 2 큰술과 올리브 오일 2 큰술을 두르고 준비된 햄버그스테이크를 중불에서 약불 순으로 뚜껑을 덮고 굽는다.

8. **빵 굽기** 햄버거 빵은 반으로 잘라 프라이팬에 살짝 굽는다.

9. **양상추 준비하기** 양상추는 깨끗이 씻어서 물기를 제거한 뒤 준비한다.

10. **토마토 준비하기** 토마토는 완숙으로 준비하여 둥근 모양으로 썬다.

11. **속 재료 올리기** 햄버거 빵에 양상추 → 햄버그스테이크 → 토마토 → 오이 피클을 순서대로 올린다.

12. **마무리하기** 마요네즈와 케첩을 섞어 11에 뿌리고 나머지 빵을 올린다.

cooking ✚ tip

✱ 소고기와 돼지고기의 황금 비율
　　햄버그스테이크를 만들 때 소고기와 돼지고기의 비율을 3 : 1로 하면 부드럽게 먹을 수 있다.

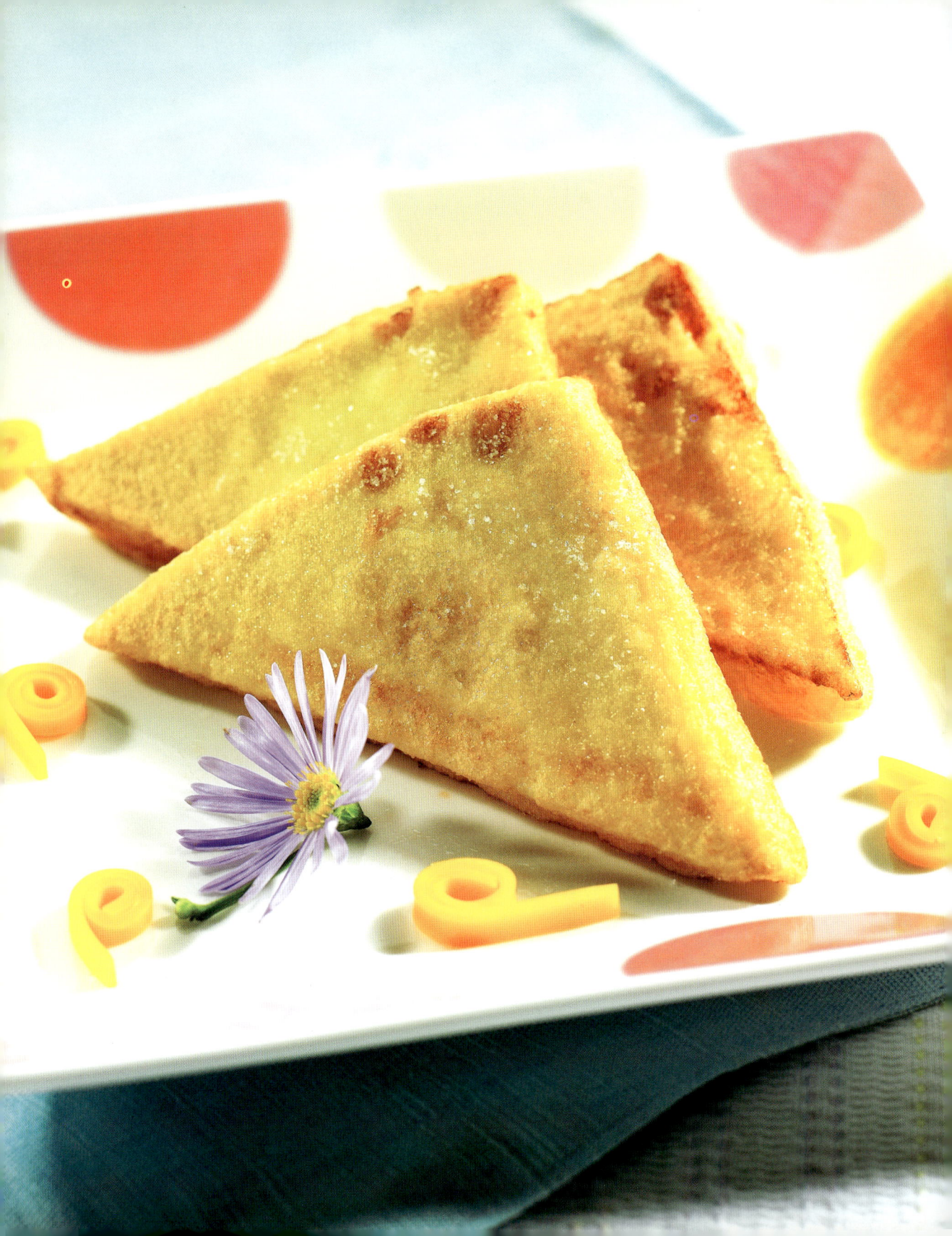

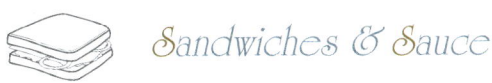 *Sandwiches & Sauce*

식빵 튀김

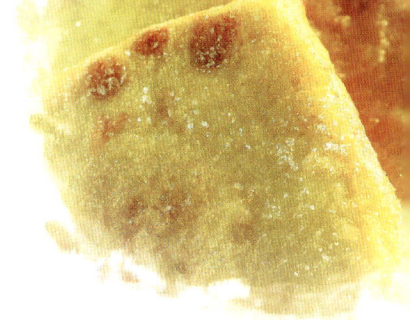

재 료

식빵 3장
튀김 가루 1/2컵
생수 1/2컵
식용유 적당량
설탕 적당량

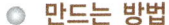 **만드는 방법**

1 **식빵 자르기** 식빵은 가장자리를 자르고 대각선으로 2등분한다.
2 **튀김 가루 반죽하기** 튀김 가루에 생수를 넣고 반죽을 한다.
3 **식빵 튀기기** 튀김 솥에 식용유를 붓고 170℃가 되면 잘라 둔 식빵을 튀김 반죽으로 옷을 입혀 노릇하게 튀긴다.
4 **마무리하기** 뜨거울 때 설탕을 뿌려 낸다.

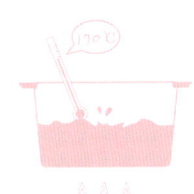

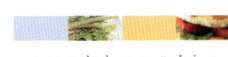 cooking✛tip

* **튀김을 바삭하게 하는 요령**
  튀김가루를 얼음물이나 맥주로 반죽을 하면 더욱 바삭한 튀김을 먹을 수 있다.
* **추억의 부추 부침개와 떡볶이의 만남**
  부침 가루 반죽에 부추를 3cm 길이로 잘라 넣은 뒤 부침개를 부쳐 접시에 담고 떡볶이를 국물과 함께 올린다. 젓가락으로 죽죽 찢어서 먹는 맛이 환상적이다.

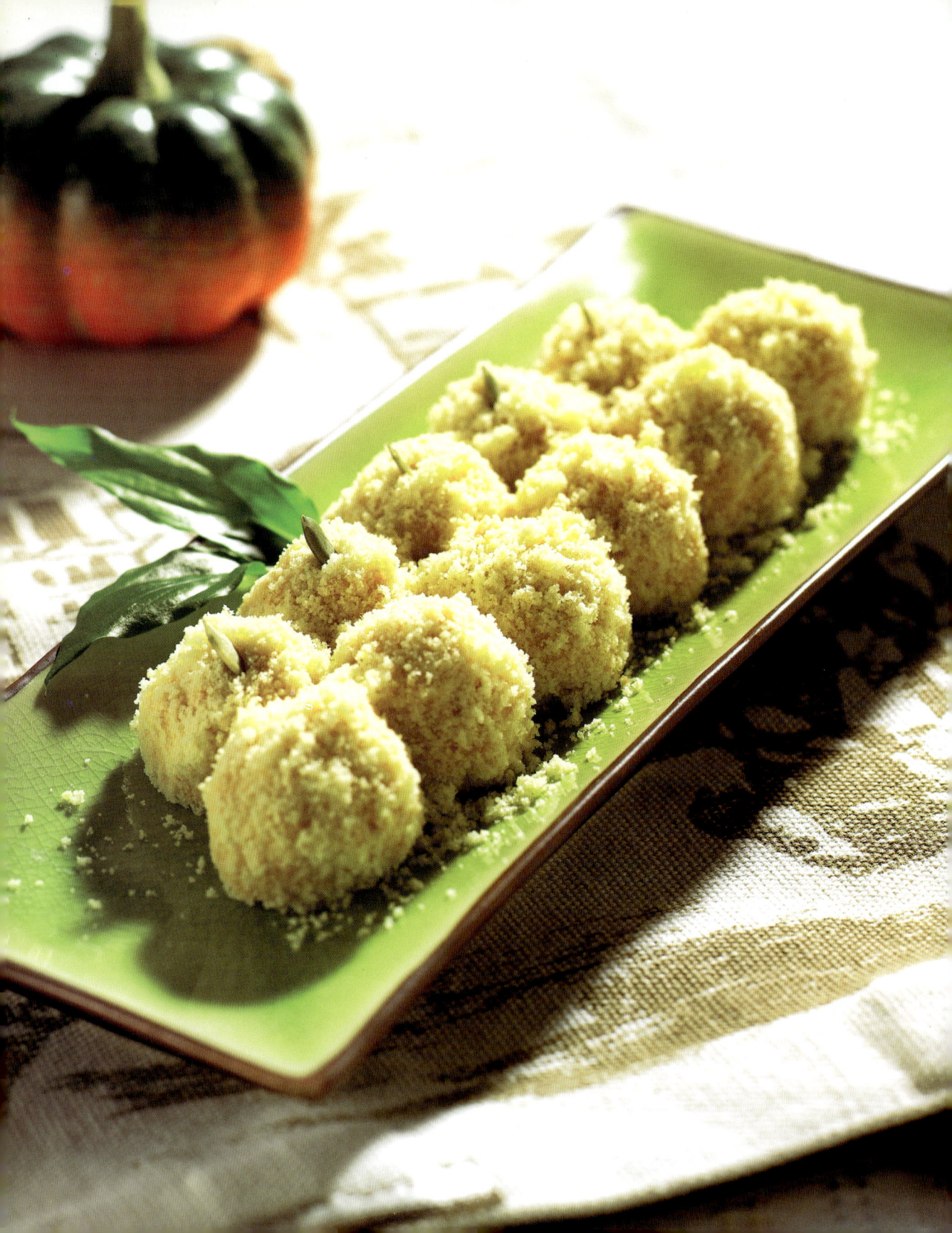

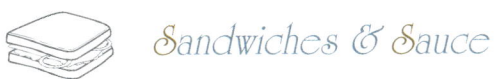 *Sandwiches & Sauce*

단호박 경단

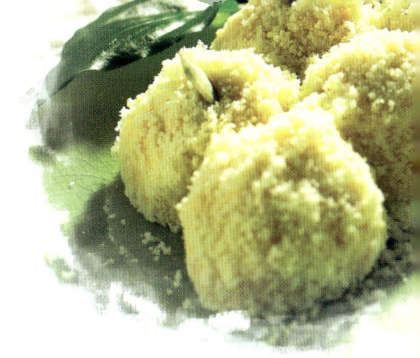

재 료

단호박 1/2통
물 1컵
설탕 1큰술
물엿 1큰술
소금 약간
카스텔라 빵 1개
호박씨 적당량

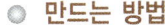 **만드는 방법**

1 **단호박 삶기** 단호박은 껍질을 제거하고 얇게 썰어서 냄비에 물을 붓고 물기가 없을 때까지 푹 익힌다.

2 **단호박 졸이기** 수분이 완전히 증발되면 설탕, 물엿, 소금을 넣고 졸인다.

3 **모양 내기** 졸인 호박은 한 입 크기로 동그랗게 만든다.

4 **카스텔라 빵 체에 내리기** 카스텔라 빵은 표면의 검은 부분을 제거하고 체에 내려 보슬보슬하게 준비한다.

5 **모양 잡기** 동그랗게 만든 호박을 카스텔라 가루에 굴려 완성한다.

6 **마무리하기** 예쁜 접시에 담고 호박씨를 한 개 꽂아서 낸다.

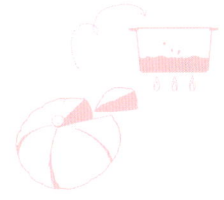

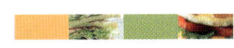
cooking+tip

* **단호박 고르는 방법**

　단호박은 모양이 고르고 선이 선명하게 들었을 때 무거운 것을 선택한다. 바람이 잘 통하는 시원한 곳에 보관하는 것이 좋다.

* **견과류를 이용하여 단호박 경단 만들기**

　아몬드는 프라이팬에 살짝 볶아 다지고 잣은 키친타월에 올려 다져서 준비한다. 대추는 돌려깎기해서 채를 썰어 곱게 다진다. 단호박을 동그랗게 만들어 아몬드, 잣, 대추에 각각 굴려 견과류 단호박 경단을 완성한다.

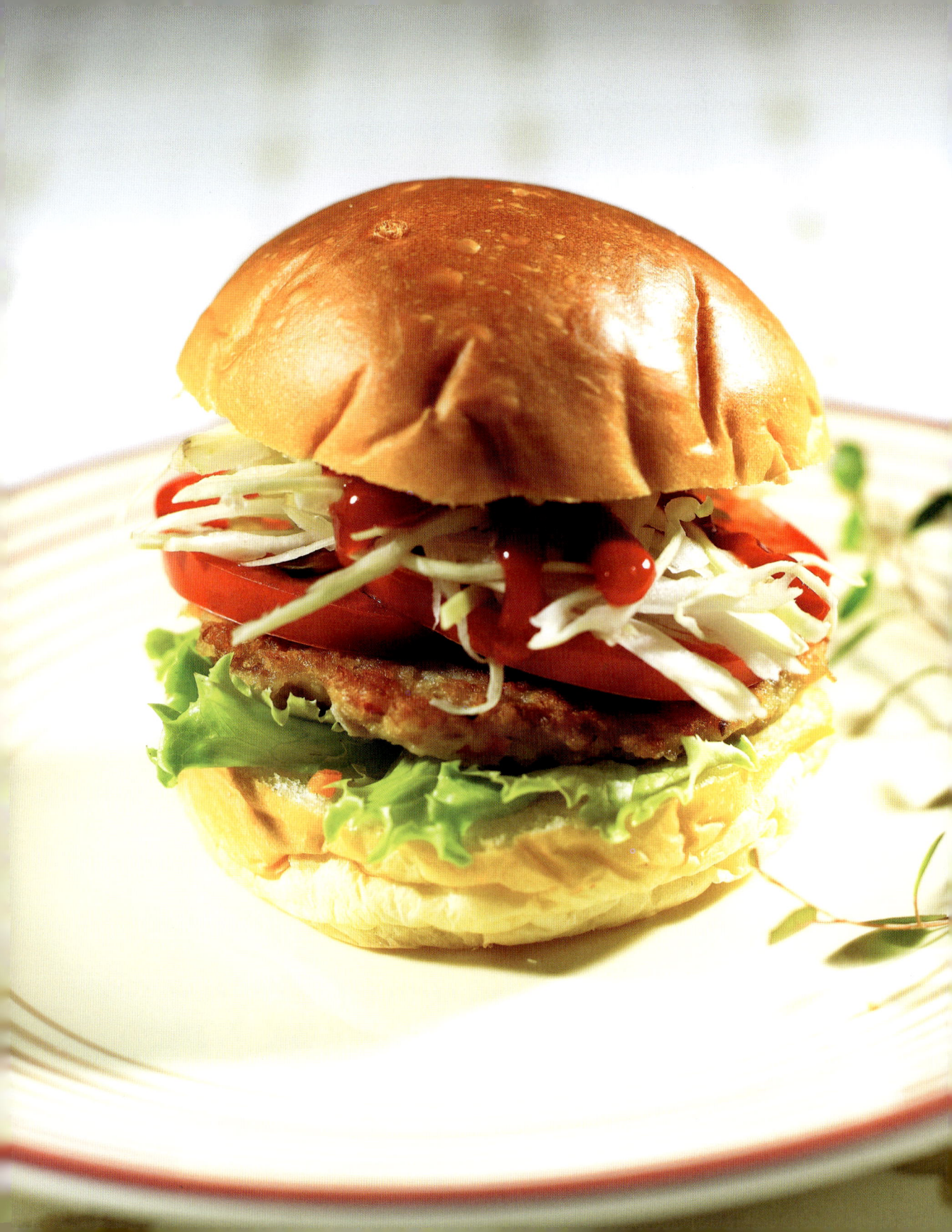

Sandwiches & Sauce

참치 감자 부침 샌드위치

재 료

모닝빵 4개
양상추 2장
토마토 1개
양배추 2장
참치 통조림 1캔
양파 1/2개
당근 1/3개
느타리버섯 50g
감자 2개
달걀 1개
빵가루 2큰술
부침가루 4큰술
소금, 식용유, 케첩
적당량씩

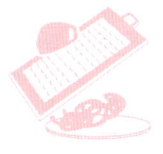

◎ 만드는 방법

1. **모닝빵 자르기** 모닝빵은 반으로 잘라 준비한다.
2. **양상추 씻기** 양상추는 깨끗이 씻어서 물기를 제거한다.
3. **토마토 썰기** 토마토는 둥근 모양으로 썬다.
4. **양배추 물기 제거** 양배추는 씻어 물기를 제거하고 가늘게 채를 썬다.
5. **참치 체에 내리기** 참치 통조림은 체에 밭쳐 기름을 뺀 뒤 면보에 싸서 꼭 짠다.
6. **양파, 당근 다지기** 양파와 당근은 곱게 채를 썬 뒤 다진다.
7. **느타리버섯 데치기** 느타리버섯은 끓는 물에 데쳐서 물기를 꼭 짠다.
8. **감자 갈기** 감자는 강판이나 믹서에 갈아서 준비한다.
9. **반죽하기** 참치, 양파, 당근, 느타리버섯, 감자, 달걀, 빵가루, 부침가루를 넣어 반죽을 한 뒤 소금으로 간을 한다.
10. **반죽 부치기** 프라이팬이 뜨거워지면 식용유를 두르고 9의 반죽을 식빵 크기에 맞추어 동그랗게 부친다.
11. **마무리하기** 모닝빵에 양상추를 깔고 참치 감자 부침과 토마토를 놓고 채 썰어 둔 양배추를 올리고 케첩을 뿌린 뒤 나머지 빵을 올려 샌드위치를 완성한다.

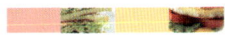
cooking✦tip

* **신선한 달걀 고르는 방법**

　첫째, 투시법이 있는데 밝은 빛에 비추어 검사하는 방법이다. 신선한 달걀은 노른자가 중앙에 위치하고 흰자가 맑으며 기공이 작다.

　둘째, 비중법으로 물에 11%의 소금을 타서 알아보는 방법이다. 신선한 달걀은 바닥에 가라앉게 되는데 이것은 수분의 증가가 적어 기공이 작으므로 무게가 있어 가라앉게 되는 것이다.

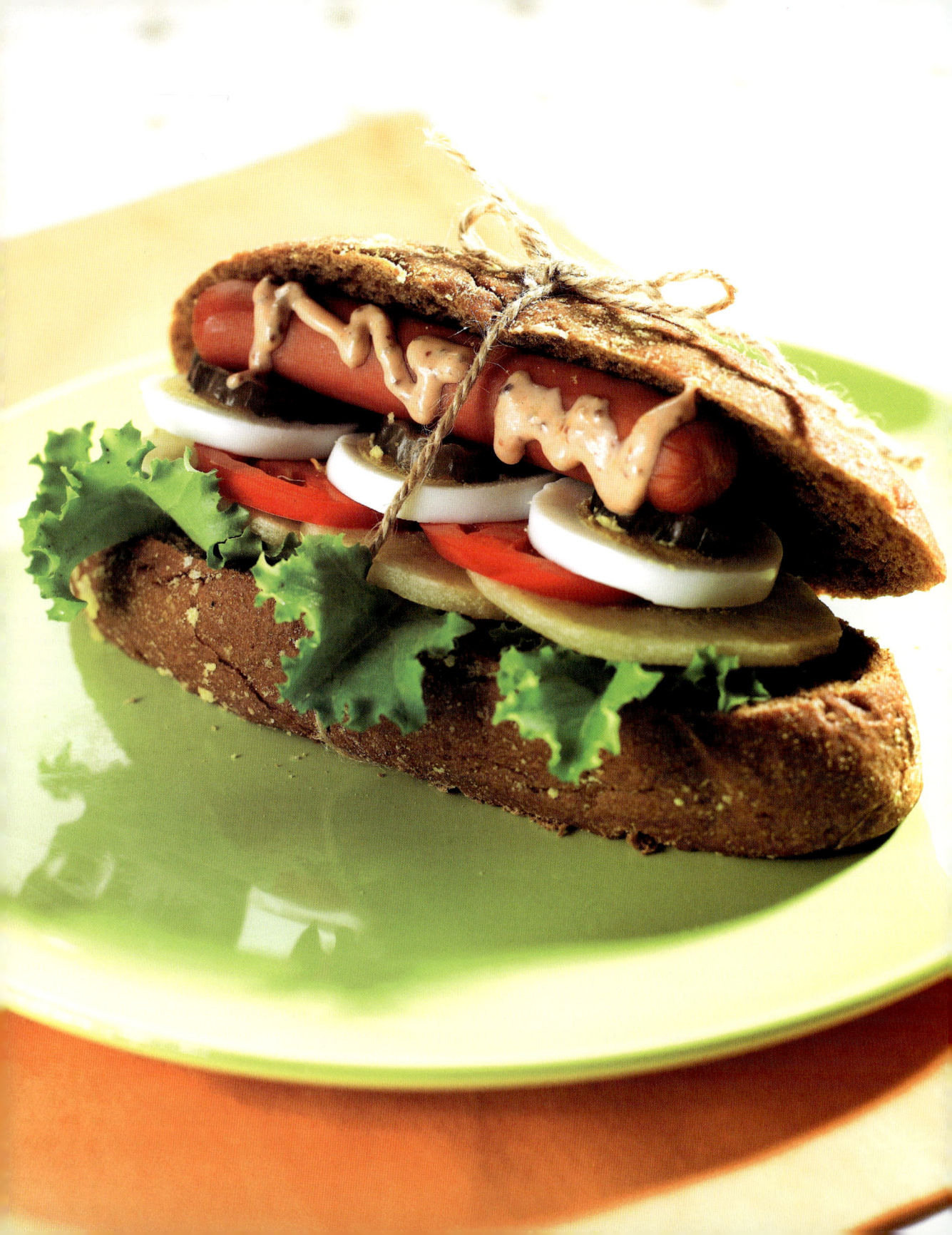

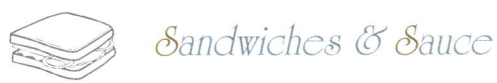 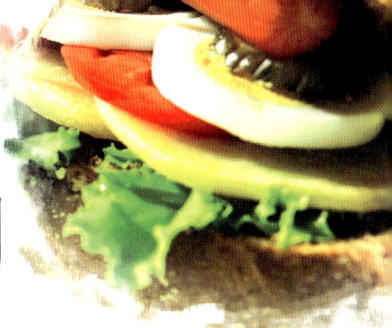

브런치 브레드 샌드위치

재 료

브런치 브레드 2개
치커리 50 g
감자 2개
토마토 1개
달걀 2개(소금 약간)
오이 피클 1개
프랑크푸르트 소시지 2개

소 스

마요네즈 3큰술
홀 그레인 머스터드 1큰술
케첩 1큰술

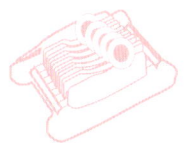

● 만드는 방법

1. **브런치 브레드 자르기** 브런치 브레드를 한 쪽 끝이 붙어 있게 반으로 자른다.
2. **치커리 물기 제거** 치커리는 깨끗이 씻어 물기를 제거한다.
3. **감자 굽기** 감자는 껍질을 벗기고 납작하게 썰어 프라이팬에서 노릇노릇하게 굽는다.
4. **토마토 썰기** 토마토는 완숙으로 준비하여 동그랗게 썬다.
5. **달걀 삶기** 소금을 넣은 물에 달걀을 넣고 끓기 시작하면 중불로 낮추어 12분 동안 완숙으로 삶는다. 다 삶기면 바로 찬물에 담가 차게 식혀 껍질을 제거한다.
6. **달걀 자르기** 껍질을 제거한 달걀은 달걀 절단기에 올려놓고 자른다.
7. **오이 피클 썰기** 오이 피클은 둥글게 썬다.
8. **소시지 데치기** 프랑크푸르트 소시지는 끓는 물에 데쳐서 준비한다.
9. **소스 준비하기** 소스로는 마요네즈, 홀 그레인 머스터드, 케첩을 잘 섞어 준비한다.
10. **마무리하기** 브런치 브레드 속에 치커리를 깔고 감자−토마토−달걀−오이 피클−프랑크푸르트 소시지를 순서대로 올리고 소스를 뿌려낸다.

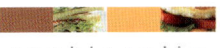

cooking+tip

* **샌드위치 깔끔하게 먹는 방법**

길쭉한 샌드위치는 컵에, 네모난 샌드위치는 1회용 비닐에 담아서 먹으면 샌드위치 속이나 소스가 밖으로 흘러 나오지 않아 깔끔하게 먹을 수 있다.

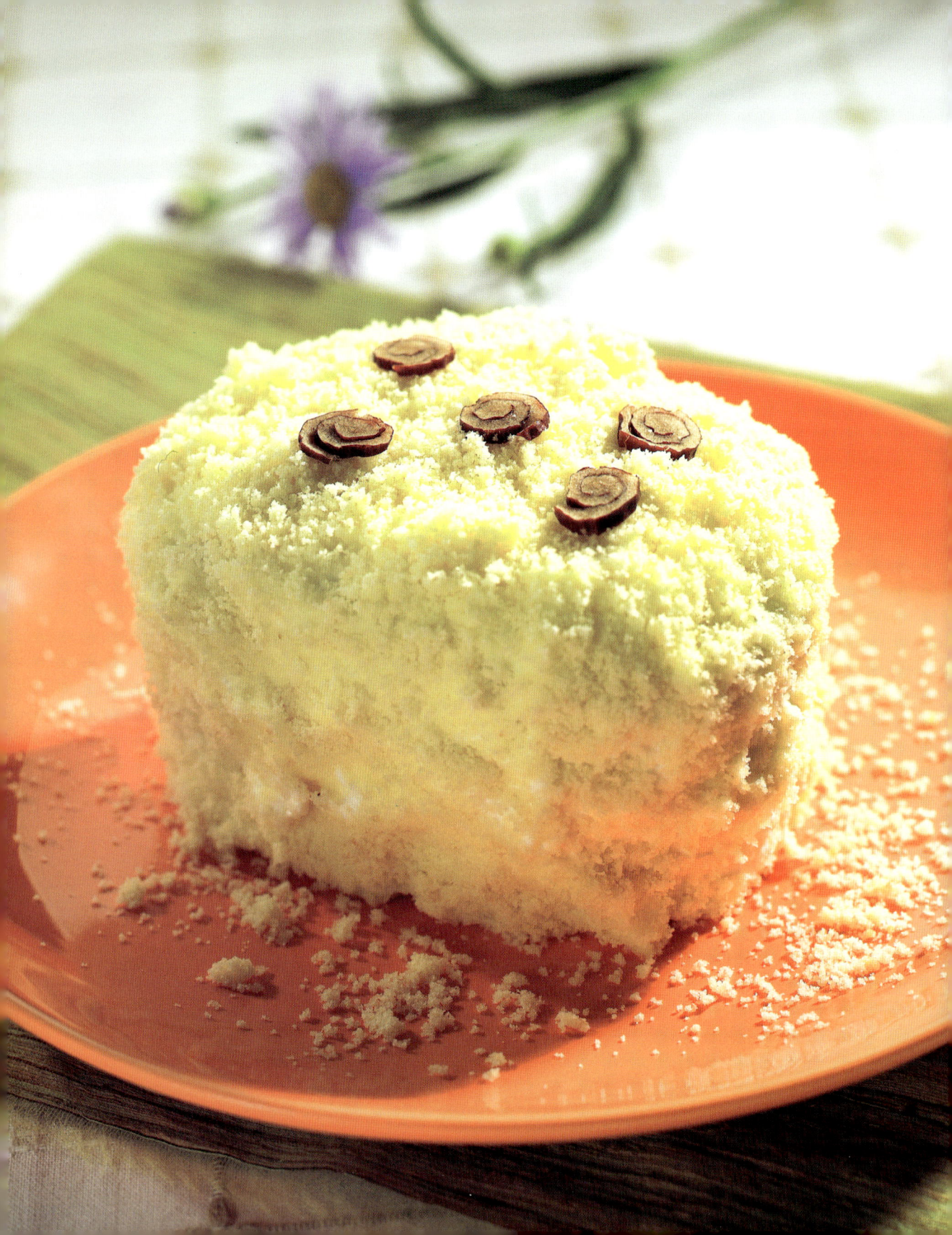

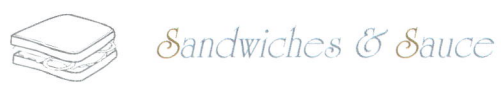

Sandwiches & Sauce

카스텔라 고구마 케이크

재 료

카스텔라 3개
고구마 2개
생크림 200g
(설탕 2큰술)
대추 3개

● **만드는 방법**

1 카스텔라 자르기 카스텔라 2개는 반으로 잘라 준비한다.

2 카스텔라 표면제거하기 나머지 카스텔라 1개는 표면의 검은 부분을 제거하고 체에 내린다.

3 고구마 체에 내리기 고구마는 삶아서 껍질을 제거하여 뜨거울 때 체에 내리거나 으깬다.

4 생크림 올리기 생크림은 핸드 블랜더로 휘핑하여 단단해지기 직전에 설탕을 넣어 단단하게 올린다.

5 고구마와 생크림 섞기 으깨어 놓은 고구마에 단단하게 올린 2/3분량의 생크림을 섞어 준다.

6 대추 모양 잡기 대추는 돌려깎기하여 돌돌 말아 장미꽃 모양으로 자른다.

7 고구마 생크림 바르기 잘라 둔 1장의 카스텔라에 5에서 만든 고구마 생크림 혼합물을 바르고 남겨놓은 1장의 카스텔라를 올린 후 다시 바른다.

8 생크림 바르기 남겨 두었던 생크림을 가장자리에 돌려가며 바른다.

9 카르텔라 가루 뿌리기 마지막으로 체에 내렸던 카스텔라 가루를 고르게 뿌려 준다.

10 마무리하기 제일 윗부분에 장미꽃 모양으로 잘라 놓은 대추로 장식을 한다.

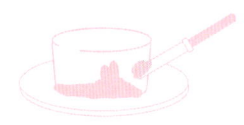

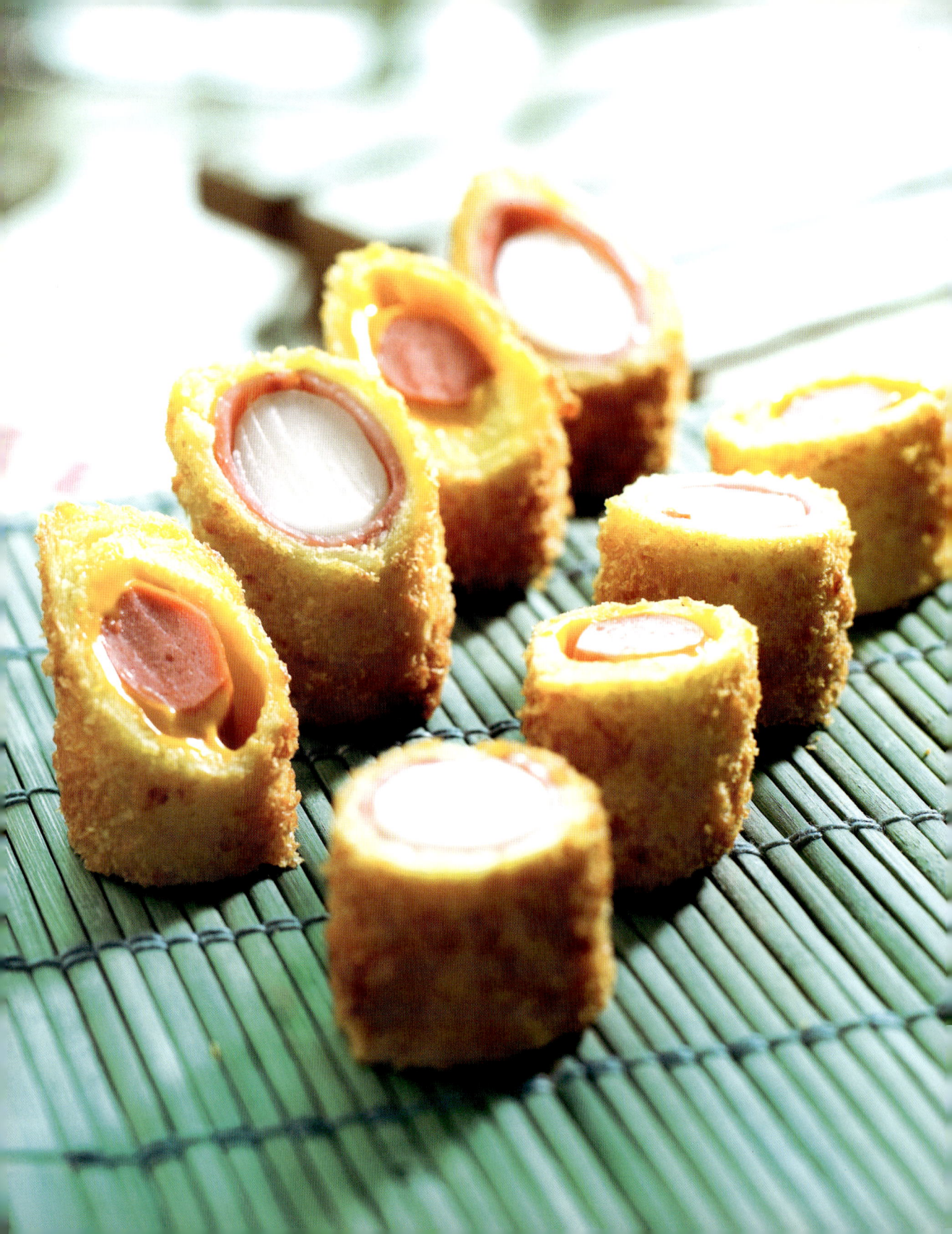

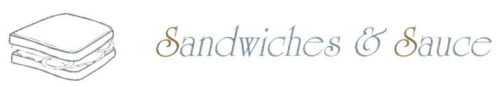 Sandwiches & Sauce

소시지 가래떡 롤

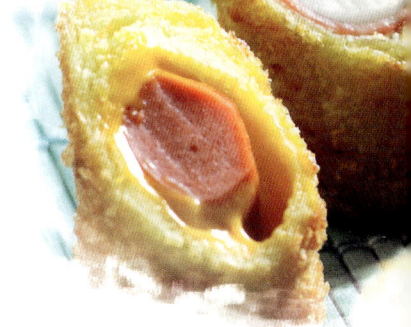

재 료

식빵 5장
프랑크푸르트 소시지 2개
가래떡 20 cm 1가닥
슬라이스 햄 3장
슬라이스 치즈 5장
밀가루 적당량
달걀 1개
빵가루 적당량
식용유 적당량
올리고당, 케첩 적당량씩

● **만드는 방법**

1 식빵 자르기 식빵은 가장자리를 잘라내고 준비한다.

2 소시지와 가래떡 자르기 소시지와 가래떡은 식빵 길이에 맞추어 잘라 둔다.

3 햄과 치즈 준비하기 슬라이스 햄과 치즈를 준비한다.

4 소시지 말기 프랑크푸르트 소시지에 치즈를 돌돌 말고 식빵으로 말아서 준비한다.

5 가래떡 말기 가래떡을 햄과 치즈로 말고 다시 식빵으로 만다.

6 빵가루 입히기 4와 5에 밀가루를 묻히고 달걀을 풀어서 입힌 후 빵가루에 굴려 완성시킨다.

7 튀기기 식용유의 온도가 170℃가 되면 6을 넣어서 노릇하게 튀겨 모양있게 자른다.

8 마무리하기 접시에 담고 올리고당이나 케첩을 뿌려서 낸다.

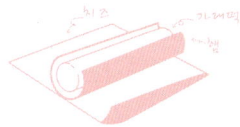

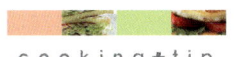
cooking tip

✱ 가래떡 맛있게 먹는 방법

가래떡을 말랑말랑하게 먹으려면 뜨거울 때 냉동시켰다가 먹기 2시간 전에 상온에 두면 처음처럼 말랑말랑해진다. 가래떡을 김에 싸서 먹기도 하고 오븐에 살짝 구워서 꿀에 찍어 먹어도 좋다.

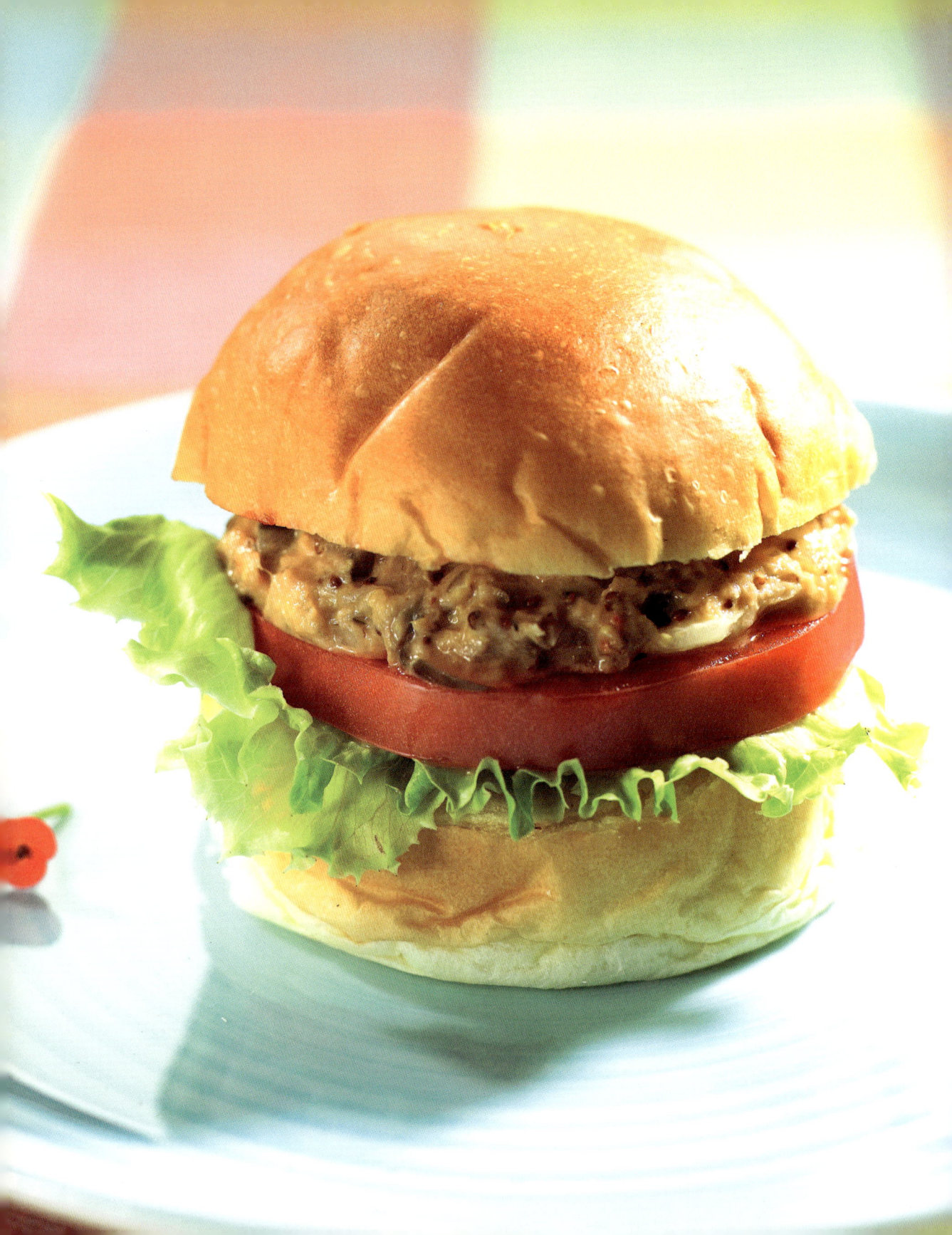

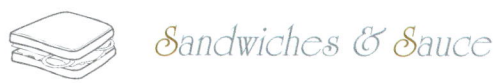 Sandwiches & Sauce

참치 모닝빵 샌드위치

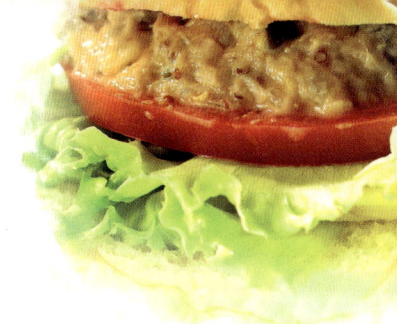

재 료

모닝빵 4개
양상추 2장
토마토 2개

참치 소스

참치 통조림 1캔
오이 피클 1개
양파 1/2개
(소금 약간)
칠리소스 3큰술
마요네즈 3큰술
핫소스 1작은술
홀 그레인 머스터드
1큰술

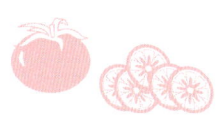

○ 만드는 방법

1 참치 준비하기 참치는 체에 밭쳐 기름기를 제거하고 면보에 싸서 꼭 짠다.

2 오이 피클 다지기 오이 피클은 다져서 물기를 제거한다.

3 양파 절이기 양파는 다져서 소금을 뿌려 절인 뒤 찬물에 헹구어 꼭 짜서 물기를 제거한다.

4 참치 소스 만들기 참치, 오이피클, 양파, 칠리소스, 마요네즈, 핫소스, 홀 그레인 머스터드를 넣어 잘 섞어준다.

5 모닝빵 반으로 자르기 모닝빵은 반으로 잘라 준비한다.

6 양상추 준비하기 양상추는 깨끗이 씻어 물기를 제거하여 적당하게 뜯어 둔다.

7 토마토 썰기 토마토는 약간 작은 것으로 준비하여 둥근 모양으로 썬다.

8 샌드위치 완성하기 모닝빵에 양상추를 깔고 슬라이스한 토마토를 올리고 참치 소스를 올린 뒤 나머지 빵 한 쪽을 올려 고정시킨다.

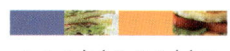
cooking+tip

✳ 참치 소스 준비하기

참치 소스에 들어가는 참치, 오이 피클, 양파는 물기를 완전히 없앤 것으로 준비하여야 한다. 이때 물기가 있으면 소스가 빵으로 스며들어 눅눅하게 될 수 있으므로 주의한다.

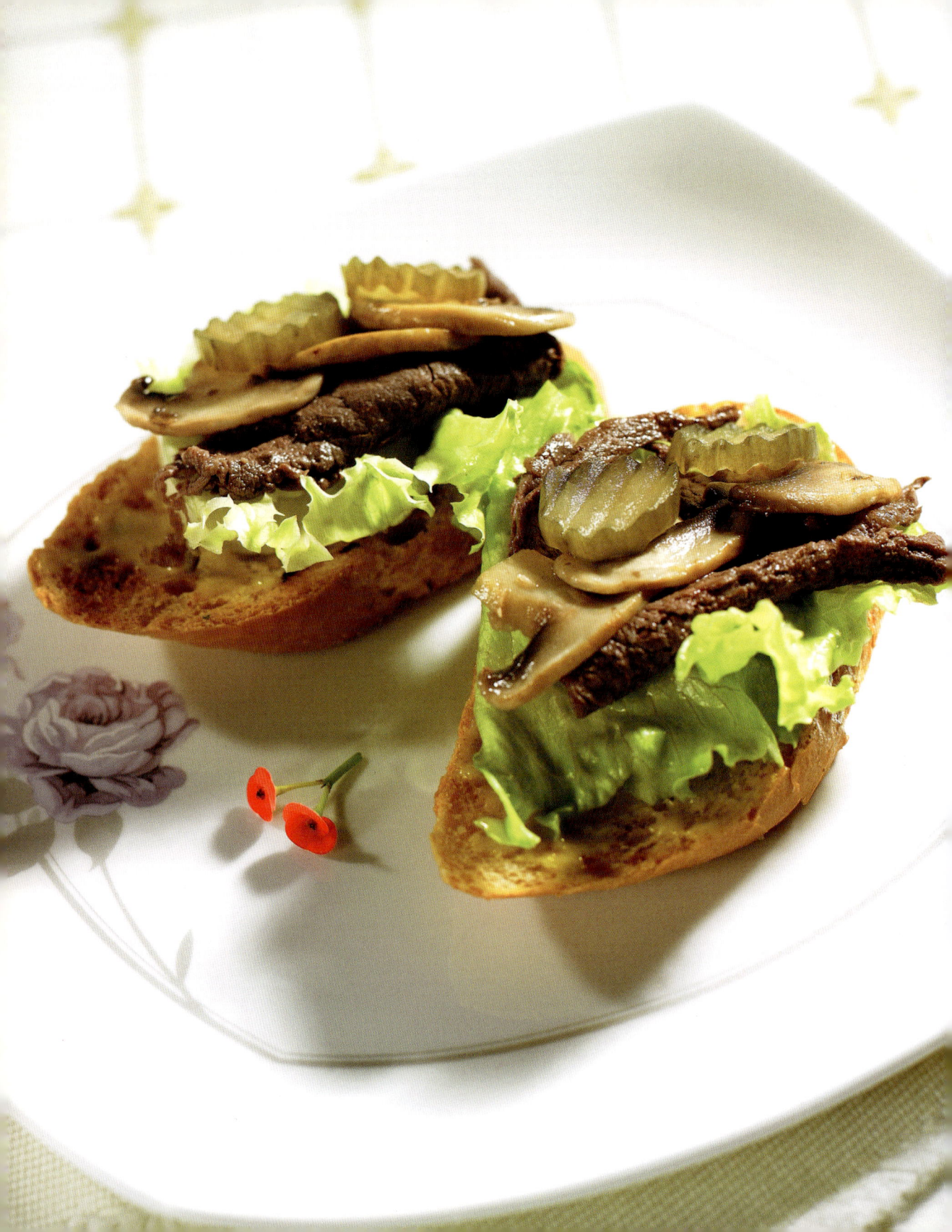

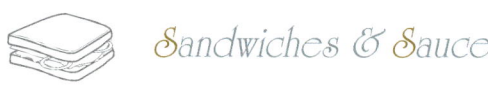 *Sandwiches & Sauce*
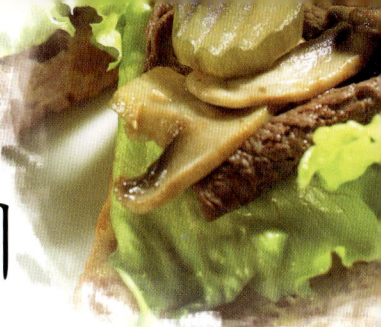

마늘빵 불고기 샌드위치

재 료

마늘빵 4개
소고기(불고기용) 100 g
양송이버섯 4개
양상추 2잎
오이 피클 2개
머스터드 적당량

불고기 양념

간장 1작은술
다진 마늘 1/2 작은술
설탕 1/2 작은술
깨소금 1/2 작은술
참기름 약간
후추 약간

● **만드는 방법**

1 마늘빵 준비하기 마늘빵은 시판용으로 준비한다.

2 불고기 양념 준비하기 간장에 마늘, 설탕, 깨소금, 참기름, 후추를 섞어 양념을 준비한다.

3 소고기 양념하기 소고기는 키친타월에 올려 핏물을 제거한 뒤 불고기 양념을 한다.

4 불고기 볶기 프라이팬이 뜨거워지면 양념한 불고기를 볶아 접시에 덜어 내어 식힌다.

5 양송이 버섯 볶기 양송이 버섯은 납작하게 썰어 불고기를 볶은 프라이팬에서 볶다가 소금 간을 한다.

6 양상추 준비하기 양상추는 깨끗이 씻어 물기를 제거한 뒤 마늘빵 크기로 잘라 둔다.

7 오이 피클 썰기 오이 피클은 어슷하게 썬다.

8 샌드위치 완성하기 마늘빵에 머스터드를 바르고 양상추를 올린 뒤 소고기 불고기 – 양송이버섯 – 오이 피클을 순서대로 올려 샌드위치를 완성시킨다.

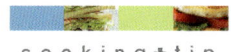
cooking◆tip

✳ 마늘빵 직접 만들기

오븐을 180°C로 예열해 두고 준비한 바게트빵은 어슷하게 슬라이스한다. 빵에 버터를 바르고 다진 마늘을 바른 뒤 파슬리 가루를 뿌려 5분간 노릇하게 굽는다.

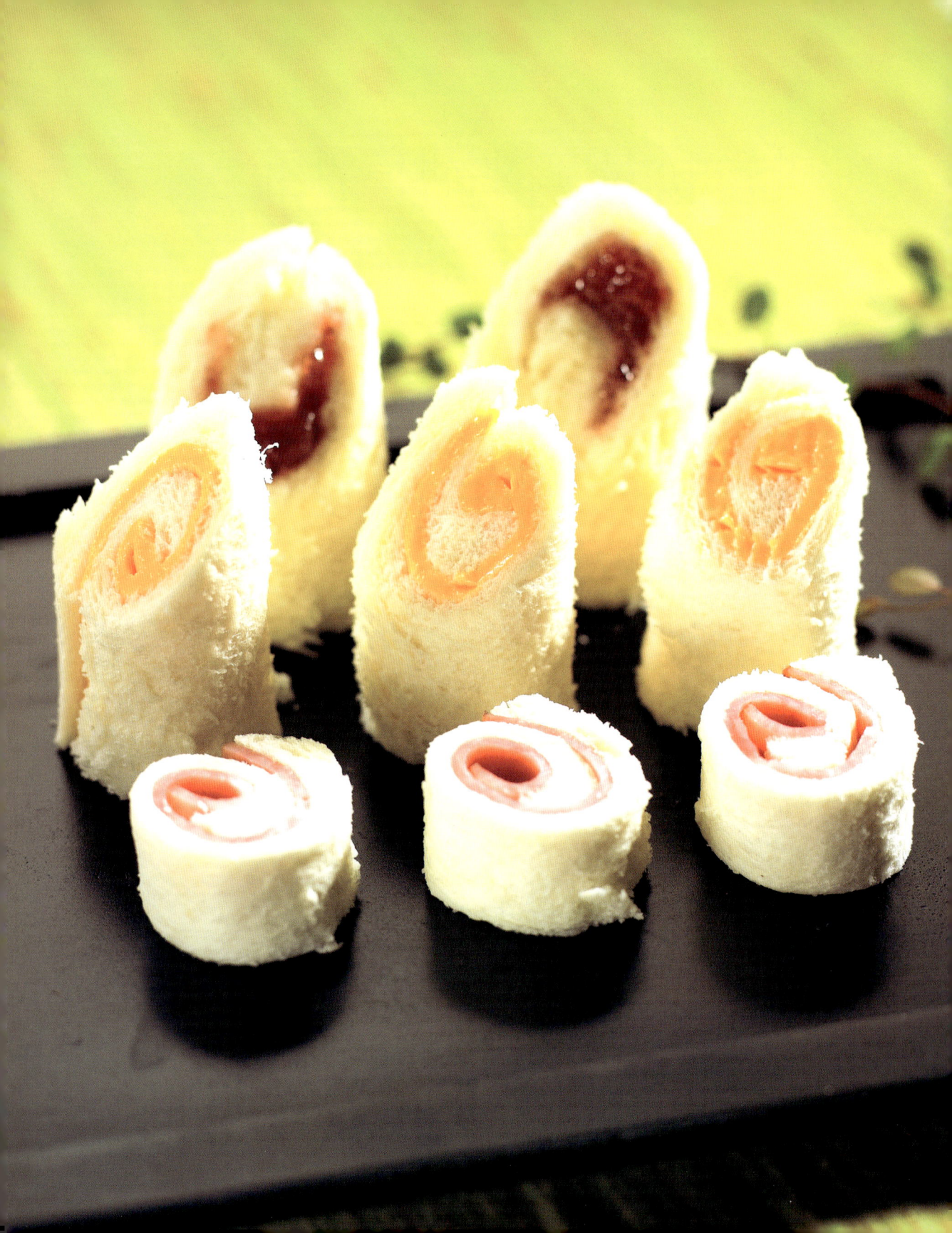

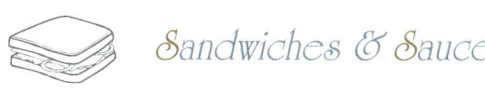 *Sandwiches & Sauce*

치즈 잼 롤 샌드위치

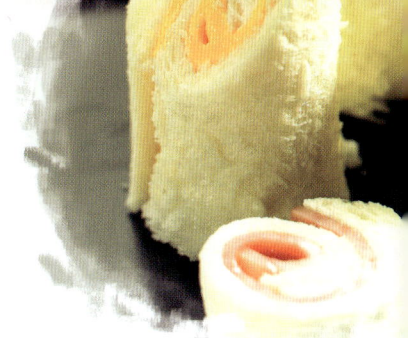

재 료

식빵 6장
슬라이스 치즈 2장
딸기 잼 적당량
슬라이스 햄 2장

◉ 만드는 방법

1 **식빵 자르기** 식빵은 가장자리를 자른다.

2 **치즈 넣고 말기** 식빵 2장은 네모난 상태에서 치즈를 넣어 돌돌 말아 모양을 잡아준다.

3 **식빵 자르기** 치즈를 넣어 말아 놓은 2의 샌드위치를 사선 방향으로 2등분하여 자른다.

4 **딸기 잼 바르기** 식빵 2장은 딸기 잼을 발라 돌돌 말아 준다.

5 **식빵 자르기** 딸기 잼을 발라 말아 놓은 4의 샌드위치를 사선 방향으로 2등분하여 자른다.

6 **햄 넣고 말기** 식빵에 슬라이스 햄을 넣고 돌돌 만다.

7 **식빵 자르기** 슬라이스 햄을 넣어 말아 놓은 6의 샌드위치를 모양내어 자른다.

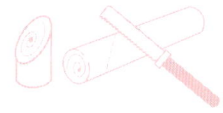

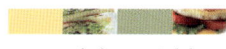
cooking+tip

* 예쁜 롤 샌드위치 만들기

치즈나 햄을 넣어 말았을 때 풀리지 않게 하려면 재료를 넣고 돌돌 만 뒤 마무리 부분을 바닥으로 향하게 한 뒤 잠시 두었다가 자르다. 또 이쑤시개로 찔러 모양있게 고정시켜도 좋다.

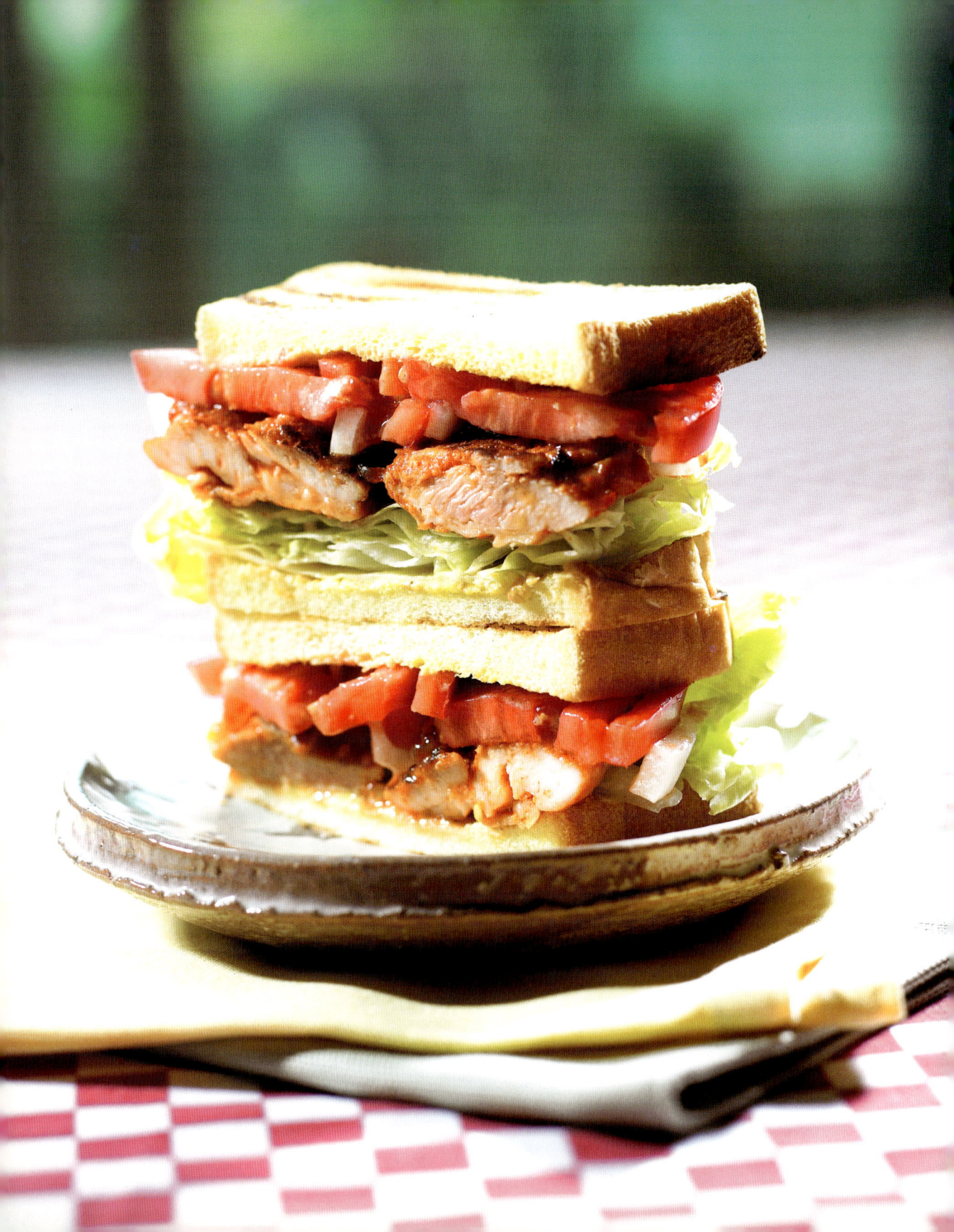

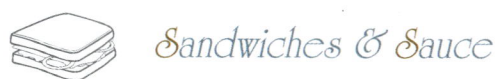 *Sandwiches & Sauce*

닭다리 살 샌드위치

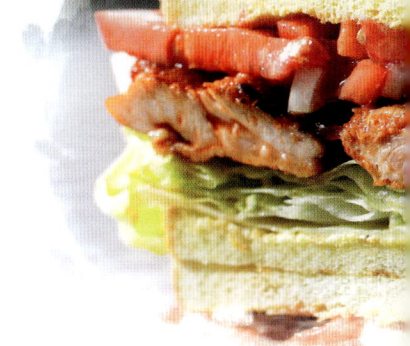

재 료

식빵 4장
닭다리 살 4개
양상추 4장
양파 1개
토마토 1개
머스터드 적당량

닭다리살 양념장

고춧가루 2큰술
고추장 2큰술
간장 1작은술
다진 마늘 1작은술
청주 1작은술
설탕 1작은술
참기름 1작은술
소금, 후추 약간씩

● 만드는 방법

1. **식빵 굽기** 식빵은 프라이팬이나 토스터기에 바삭하게 구워 준비한다.
2. **닭다리 살 양념장 준비하기** 고춧가루에 고추장, 간장, 마늘, 청주, 설탕, 참기름, 소금, 후추를 골고루 섞어 양념장을 준비한다.
3. **닭다리 살 양념하기** 닭다리 살은 자근자근 칼집을 주고 양념장으로 양념한다.
4. **닭다리 살 굽기** 양념한 닭다리 살은 오븐에 굽거나 프라이팬에 호일을 깔고 뜨거워지면 굽는다.
5. **양상추 씻기** 양상추는 씻어서 물기를 제거하고 식빵 크기에 맞게 뜯어 둔다.
6. **양파 썰기** 양파는 둥근 모양으로 썰어 찬물에 담가 매운맛을 제거한다.
7. **토마토 썰기** 토마토는 완숙으로 준비하여 둥근 모양으로 썬다.
8. **샌드위치 완성하기** 식빵 한 쪽 면에 머스터드를 바르고 양상추-닭다리살-양파-토마토를 순서대로 올리고 머스터드를 뿌린 뒤 나머지 식빵 한 장을 올려 완성한 뒤 반으로 자른다.

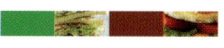

* **닭다리 살 채소 샌드위치 만들기**

　　닭다리 살은 같은 방법으로 준비를 하고 샐러드는 간단하게 적채, 당근, 사과를 가늘게 채 썰어 마요네즈 3 큰술, 플레인 요구르트 1/2 통, 핫소스 1 작은술에 버무려 놓는다. 식빵에 머스터드를 바르고 양상추-닭다리 살-샐러드를 올려 나머지 한 장의 식빵으로 덮어 완성한다.

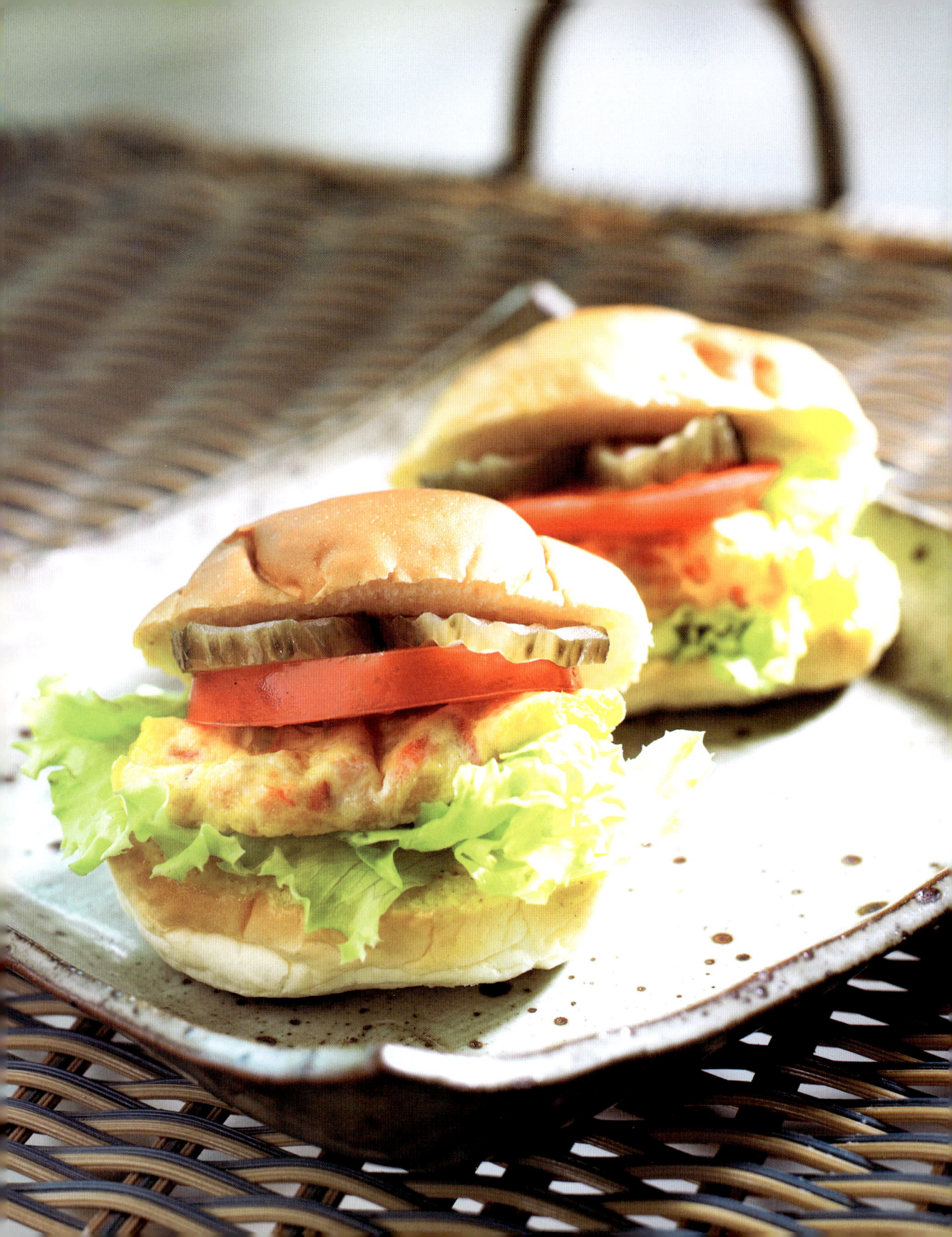

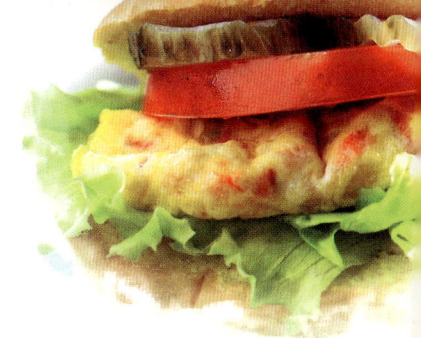

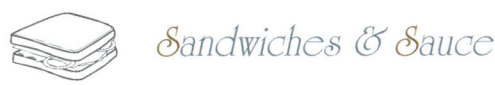 Sandwiches & Sauce

버터롤 샌드위치

재 료

버터롤 4개
양상추 2장
토마토 1개
오이 피클 2개
머스터드 적당량
케첩 적당량

달걀말이

달걀 4개
우유 2큰술
다진 당근 4큰술
다진 양파 4큰술
다진 붉은 파프리카 4큰술
소금 약간
식용유 적당량

● 만드는 방법

1 **버터롤 준비하기** 버터롤은 반으로 자른다.

2 **양상추 씻기** 양상추는 깨끗이 씻어 물기를 제거한 뒤 아삭하게 준비한다.

3 **토마토 썰기** 토마토는 완숙으로 준비하여 둥근 모양으로 썬다.

4 **오이 피클 썰기** 오이 피클은 둥근 모양이나 어슷하게 썬다.

5 **달걀말이 하기** 달걀에 우유를 넣어 풀어 준 뒤 다진 당근, 양파, 파프리카를 넣고 소금으로 간을 한다.

6 **달걀말이 굽기** 프라이팬이 뜨거워지면 식용유를 두르고 준비된 5를 프라이팬에 부어 익기 시작하면 돌돌 말아 모양을 잡아가며 구워서 4개를 완성한다. 버터롤의 모양과 비슷하게 한다.

7 **샌드위치 완성하기** 버터롤에 머스터드를 바르고 양상추-달걀말이-토마토-오이 피클을 순서대로 올린 후 케첩을 뿌리고 나머지 빵을 올려 완성한다.

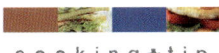
cooking+tip

* **버터롤 샌드위치 맛있게 먹는 방법**

달걀말이를 완성하여 뜨거울 때 양상추 위에 올리면 양상추의 아삭아삭한 질감이 떨어질 수 있으므로 식혀서 올리는 것이 좋다.

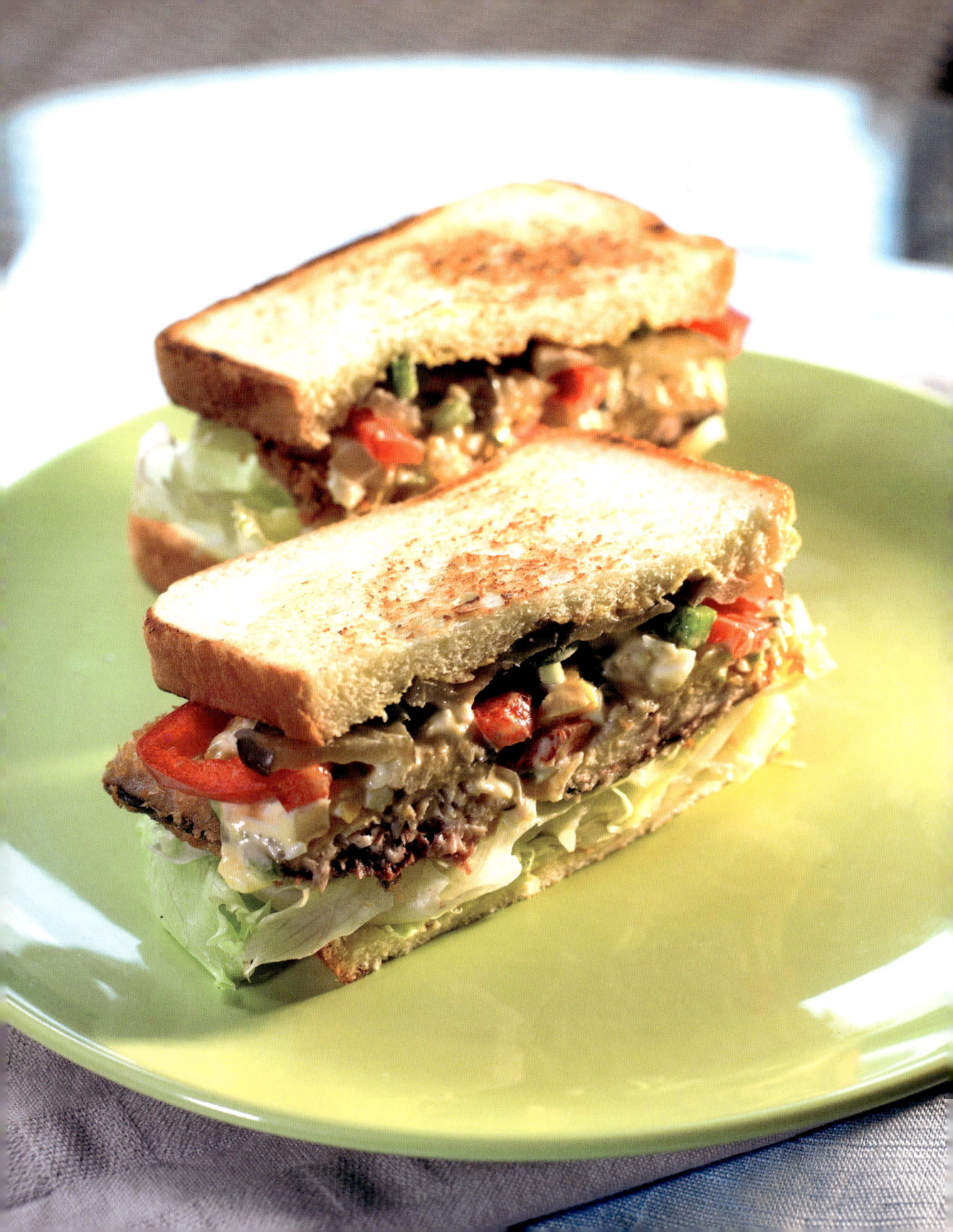

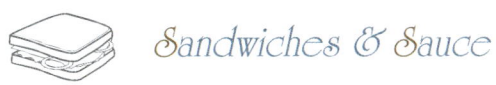

생선 커틀릿 샌드위치

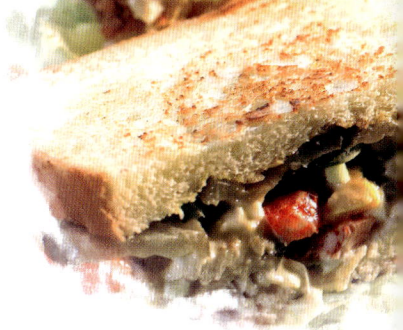

재료

곡물 식빵 4장
흰살생선 400g
(밑간 : 소금, 후추 적당량씩)
밀가루 적당량
달걀 1개
빵가루 적당량
식용유 적당량
양상추 4장
푸른 피망 1개
붉은 피망 1개
오이 피클 2개
머스터드 적당량

타르타르소스

다진 오이 피클 5큰술
다진 양파 5큰술
삶은 달걀 다진 것 1개
다진 푸른 피망 5큰술
마요네즈 4큰술
레몬즙 1작은술
식초 1작은술
소금 약간

◎ 만드는 방법

1. **생선 밑간하기** 흰살 생선은 키친타월 위에 올려 소금과 후추로 밑간한다.

2. **생선 옷 입히기** 생선에 밑간이 배이면 밀가루를 가볍게 바르고 달걀을 풀어 입힌 뒤 빵가루를 묻힌다.

3. **생선 튀기기** 식용유의 온도가 170℃가 되면 넣어 노릇하게 튀긴다.

4. **생선 튀김 기름기 제거하기** 노릇하게 튀겨진 생선은 키친타월에 올려 기름기를 제거한다.

5. **식빵 굽기** 식빵은 기름기 없는 프라이팬이나 오븐에서 굽는다.

6. **양상추 씻기** 양상추는 씻어서 물기를 제거하여 신선하게 준비한다.

7. **피망 썰기** 푸른 피망과 붉은 피망은 둥근 모양으로 썬다.

8. **오이 피클 썰기** 오이 피클은 물기를 제거하고 어슷하게 썬다.

9. **타르타르소스 준비하기** 다진 오이 피클, 양파, 달걀, 피망을 모두 섞고 마요네즈, 레몬즙, 식초, 소금을 넣어 버무려 준다.

10. **샌드위치 완성하기** 식빵 한 쪽에 머스터드를 바르고 양상추를 올리고 튀긴 생선-타르타르소스-피망-오이 피클을 순서대로 올려 나머지 한 장의 빵에 머스터드를 바르고 덮어 완성한다.

11. **샌드위치 자르기** 완성된 샌드위치는 가장자리를 잘라내고 네모 모양 또는 삼각 모양으로 자른다.

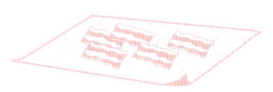

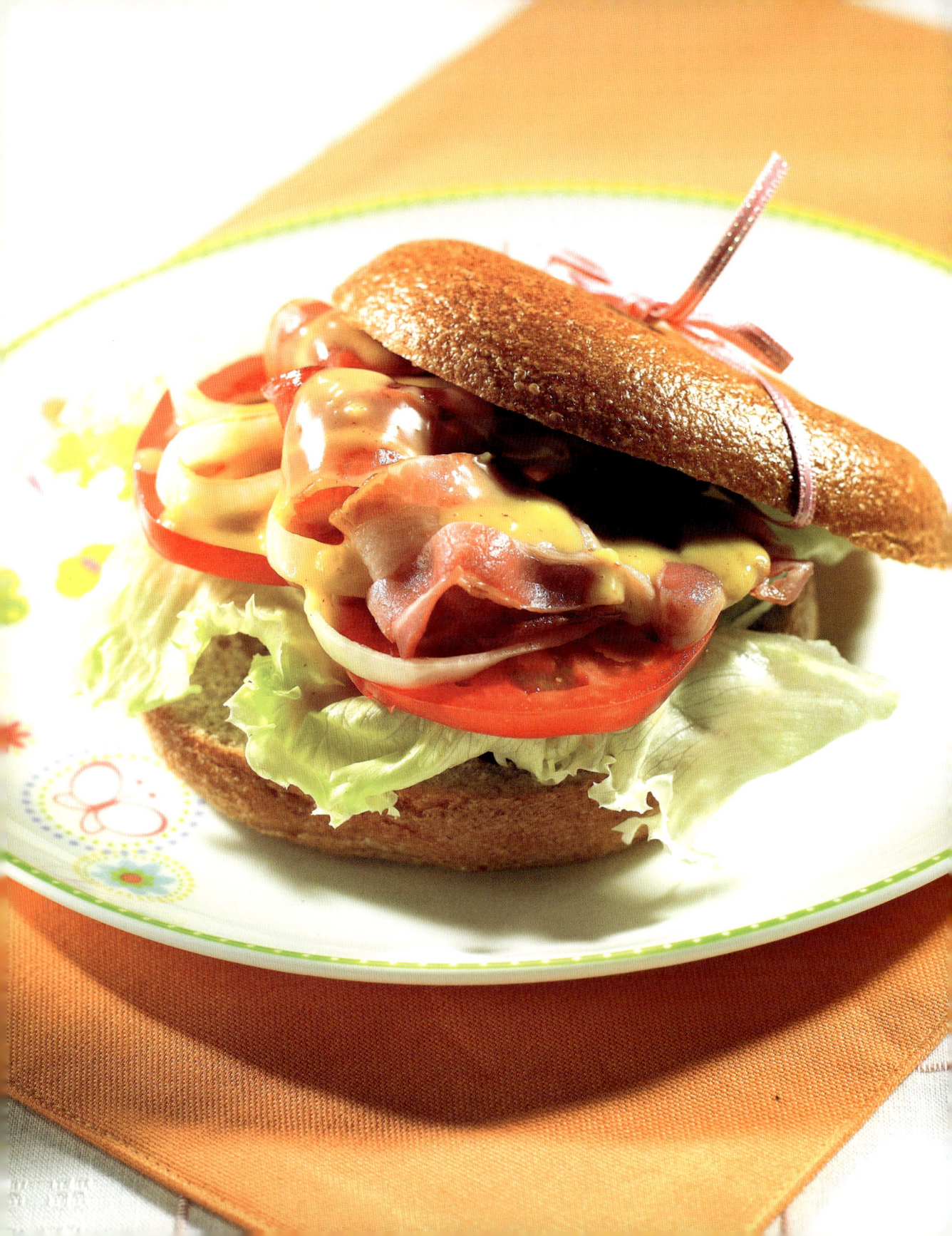

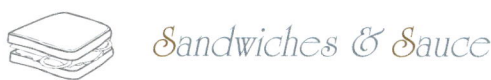 *Sandwiches & Sauce*

어니언 샌드위치

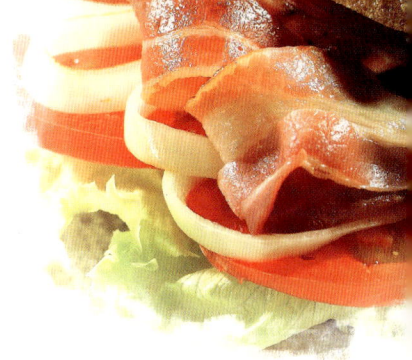

재 료

어니언 베이글 2개
(또는 식빵 4장)
양상추 2장
토마토 1개
베이컨 6장
양파 1개

머스터드소스

머스터드 2큰술
마요네즈 2큰술
꿀 1큰술
핫소스 1작은술

◉ 만드는 방법

1 베이글 자르기 베이글은 반으로 잘라 프라이팬이 뜨거워지면 기름기 없는 상태에서 굽는다.

2 양상추 씻기 양상추는 깨끗하게 씻어 물기를 제거하고 적당하게 뜯어 둔다.

3 토마토 썰기 토마토는 둥근 모양으로 썬다.

4 베이컨 굽기 팬이 뜨거워지면 기름기 없는 상태에서 살짝 구워 키친타월에 올려 기름기를 제거한다.

5 양파 굽기 양파는 둥근 모양으로 썰어 베이컨을 구운 프라이팬에서 굽는다.

6 소스 준비하기 머스터드에 마요네즈, 꿀, 핫소스를 넣어 소스를 준비한다.

7 샌드위치 완성하기 베이글에 양상추-토마토-베이컨-양파를 순서대로 올리고 머스터드소스를 넉넉히 뿌려 나머지 베이글로 덮어 완성완다.

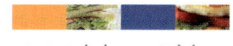
cooking✚tip

✱ 베이컨 기름기 제거하는 방법

베이컨은 기름기가 많으므로 프라이팬에 기름을 따로 두를 필요가 없다. 다 구워진 베이컨은 키친타월에 올려서 기름기를 제거하고 사용하면 샌드위치의 담백한 맛을 즐길 수 있다.

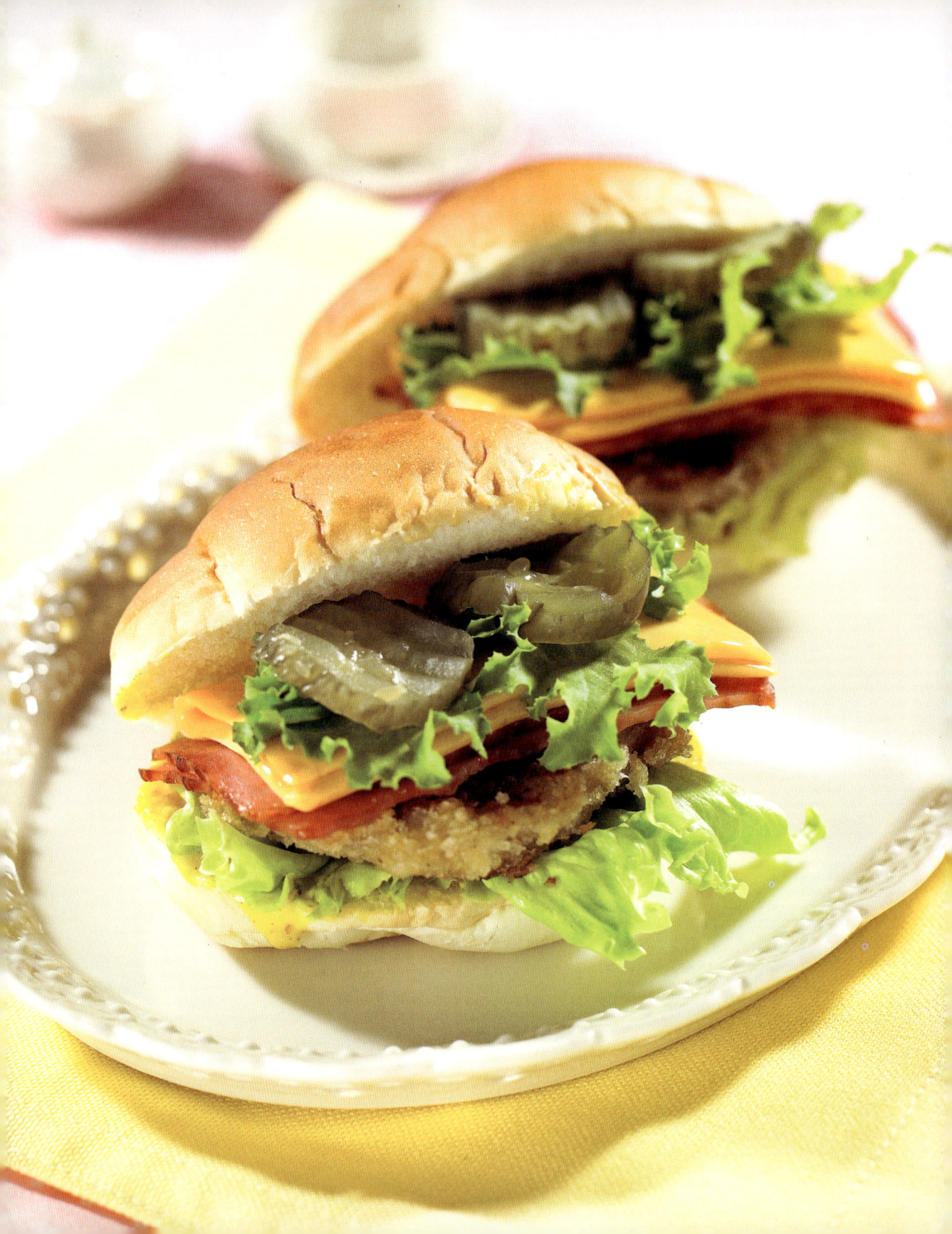

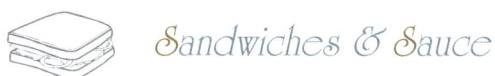 *Sandwiches & Sauce*

미니 돈가스 샌드위치

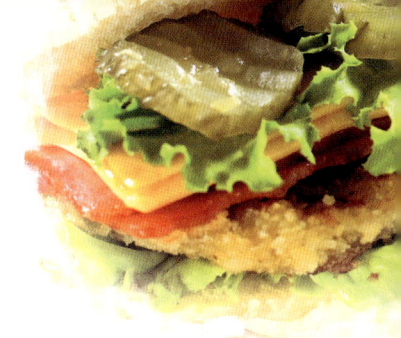

재 료

버터롤 또는 모닝빵 4개
돈가스용 돼지고기
400 g (우유, 소금, 후추, 밀가루, 달걀, 빵가루, 식용유 적당량씩)
양상추 2잎
슬라이스 햄 2장
슬라이스 치즈 2장
치커리 50 g
오이피클 2개
머스터드 적당량

발사믹 소스

발사믹 식초 1컵

● 만드는 방법

1. **빵 자르기** 버터롤은 반으로 자른다.

2. **돼지고기 우유에 담그기** 볼에 돼지고기를 담고 우유를 부어 잡냄새와 핏물을 제거하고 돼지고기를 연하게 한다.

3. **돼지고기 밑간하기** 돼지고기를 우유에서 건져 수분을 제거하고 소금과 후추로 밑간한다.

4. **돼지고기 옷 입히기** 밑간된 돼지고기는 밀가루-달걀-빵가루를 순서대로 입힌다.

5. **돼지고기 튀기기** 준비된 돼지고기는 170℃에서 노릇하게 튀긴다.

6. **발사믹 식초 소스 만들기** 발사믹 식초는 냄비에 넣고 끓여 반으로 줄 때까지 졸인다.

7. **양상추 씻기** 양상추는 씻어서 물기를 제거하여 준비한다.

8. **슬라이스 햄 굽기** 슬라이스 햄은 프라이팬이 뜨거워지면 기름기 없는 상태에서 구워 2등분하여 자른다.

9. **슬라이스 치즈 준비하기** 슬라이스 치즈는 2등분하여 잘라 준비한다.

10. **치커리 씻기** 치커리는 싱싱한 것으로 준비하여 깨끗이 씻어서 물기를 제거한다.

11. **샌드위치 완성하기** 빵 한 쪽 면에 머스터드를 바르고 양상추-돈가스-햄-치즈-치커리-오이 피클을 순서대로 올리고 소스를 뿌린 뒤 나머지 한 쪽을 올려 완성한다.

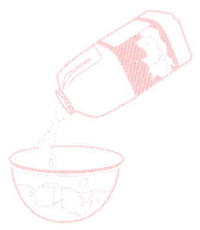

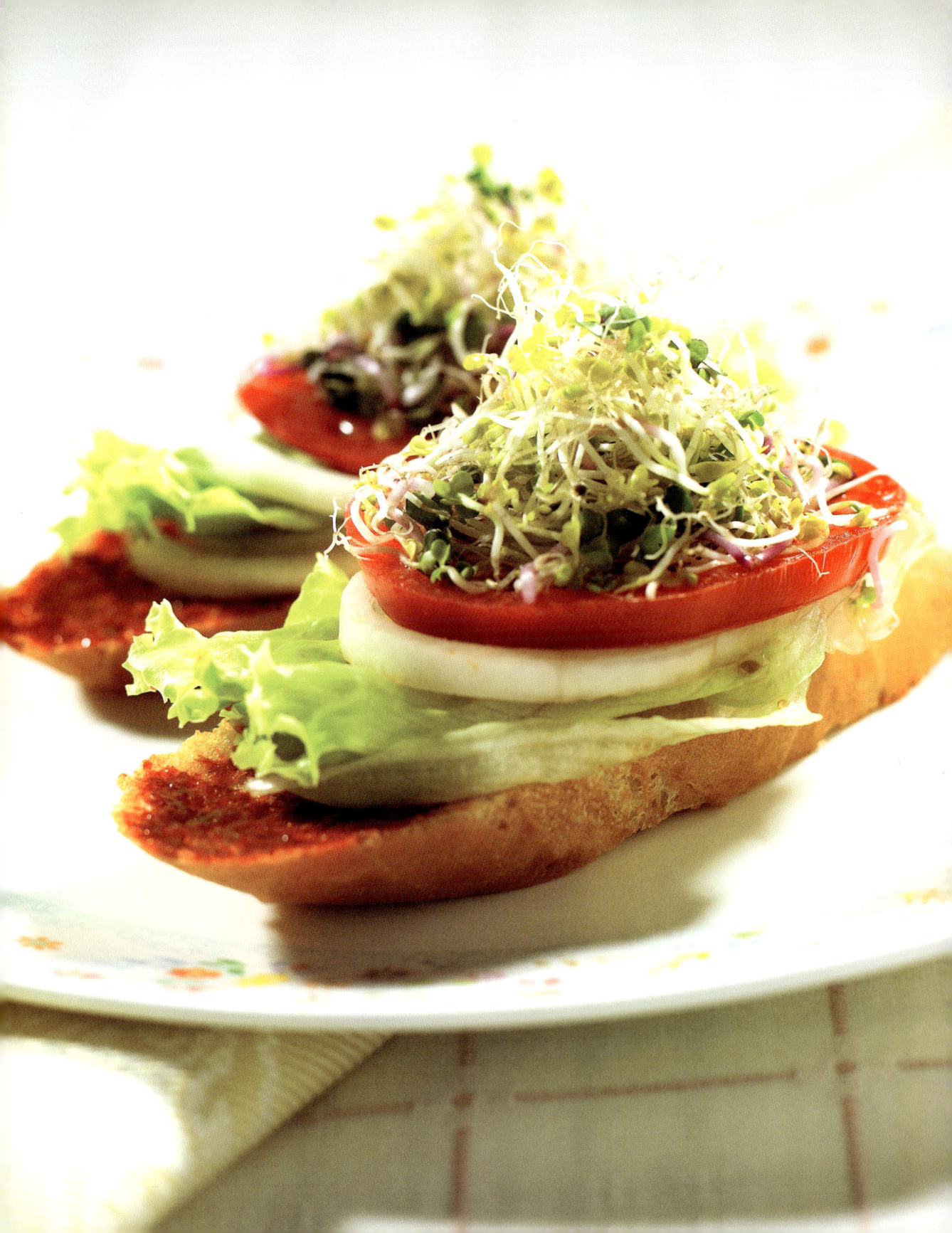

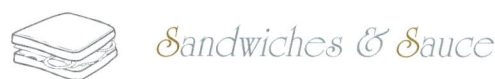 *Sandwiches & Sauce*

바게트 고추장 샌드위치

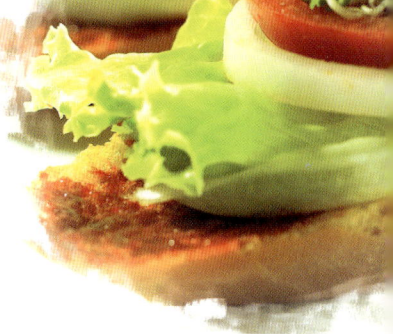

재 료

바게트빵 1/2개
양상추 3장
양파 2개
토마토 2개
새싹채소 50 g
머스터드, 고추장 적당량씩

● **만드는 방법**

1 바게트빵 자르기 바게트빵은 어슷하게 잘라 준비한다.

2 양상추 씻기 양상추는 깨끗이 씻어 물기를 제거한다.

3 양파 썰기 양파는 둥근 모양으로 썬다.

4 토마토 썰기 토마토는 둥근 모양으로 썬다.

5 새싹채소 씻기 새싹채소는 물에 살살 흔들어 씻고 물기를 제거한다.

6 샌드위치 완성하기 어슷하게 썬 바게트빵 한 면에 고추장을 바르고 양상추 – 양파 – 토마토 – 새싹채소를 올리고 머스터드를 뿌린다.

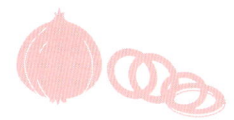

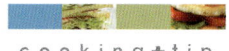
cooking tip

✻ **바게트와 고추장**

바삭한 바게트빵에 고추장을 바르면 매콤하면서도 고소한 맛이 일품이다. 여기에 새싹채소를 올리면 쌉쌀한 맛까지 더할 수 있다. 고추장 대신에 케첩이나 머스터드를 사용해도 된다.

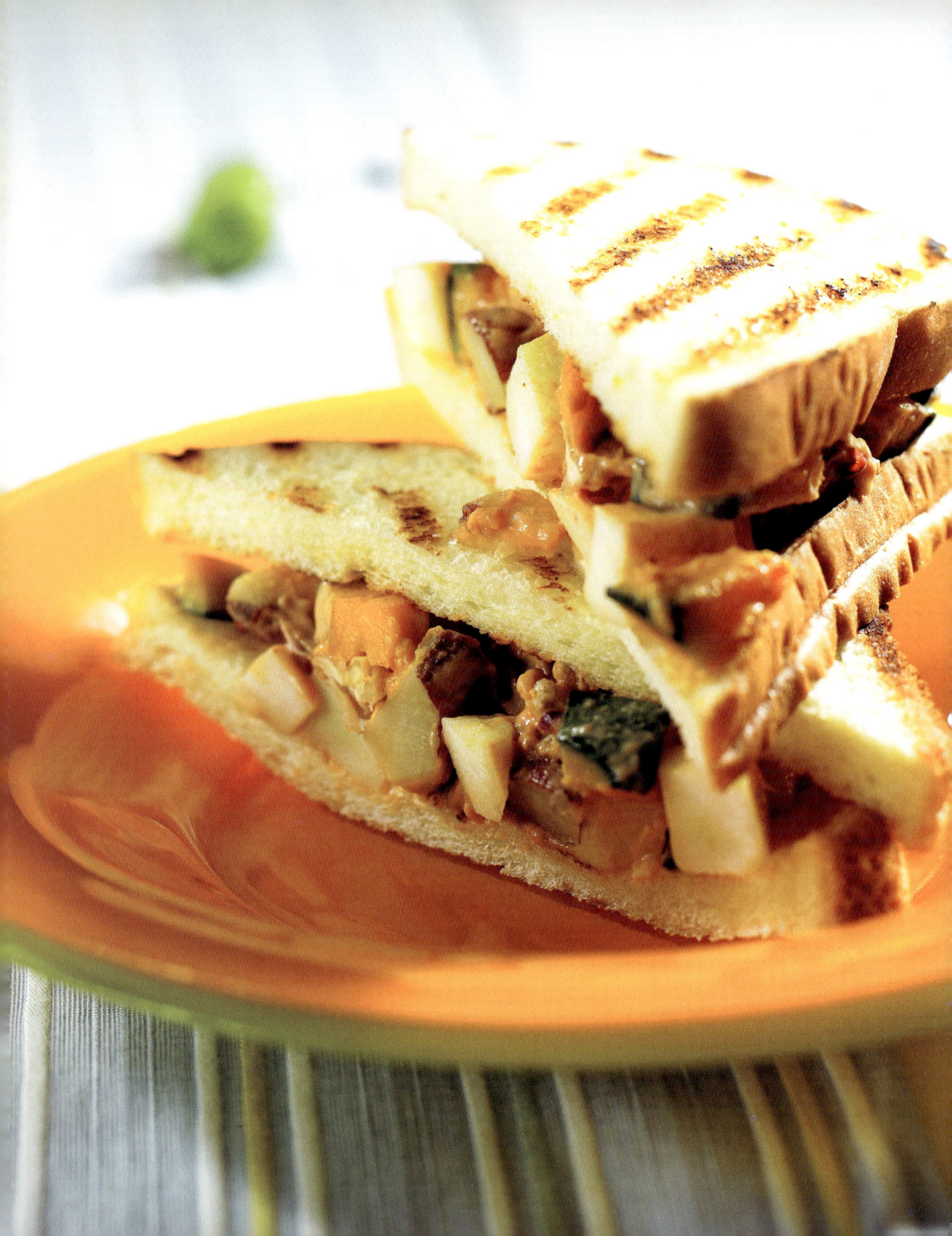

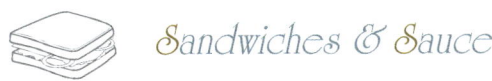 Sandwiches & Sauce

단호박 고구마 샐러드 샌드위치

재 료

식빵 8 장
단호박 1/2 개(소금 1작은술, 꿀 1큰술)
고구마 1개(소금 1작은술, 꿀 1큰술)
사과 1/2 개
잣 1/2 컵
호두 1/2 컵

소 스

마요네즈 5큰술
케첩 2큰술
카렛가루 1큰술

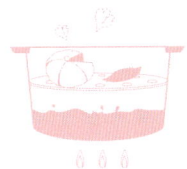

만드는 방법

1. **식빵 굽기** 식빵은 기름기 없는 프라이팬이나 오븐에서 노릇하게 굽는다.

2. **단호박 썰기** 단호박은 깨끗이 씻어 껍질째 사방 1cm로 깍둑썰기한다.

3. **고구마 썰기** 고구마는 깨끗이 씻어서 껍질째 단호박과 같은 모양으로 썬다.

4. **단호박, 고구마 찌기** 단호박과 고구마는 김이 오른 찜기에 넣고 찐다.

5. **단호박, 고구마 밑간하기** 단호박과 고구마는 뜨거울 때 소금과 꿀에 버무려 둔다.

6. **사과 썰기** 사과는 깨끗이 씻어서 껍질째 단호박과 같은 모양으로 썬다.

7. **잣 손질하기** 면보자기로 살살 닦아 준비한다.

8. **호두 손질하기** 호두는 껍질째 사용하거나 미지근한 물에 잠시 담궜다가 이쑤시개로 껍질을 벗겨서 사용해도 된다.

9. **소스 준비하기** 마요네즈에 케첩, 카렛가루를 넣어 소스를 준비한다.

10. **소스에 버무리기** 준비된 단호박, 고구마, 사과, 잣, 호두에 9의 소스를 넣어 버무린다.

11. **샌드위치 완성하기** 식빵에 준비된 샐러드 10을 넣고 나머지 한 장으로 덮어서 삼각형 모양으로 자른다.

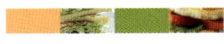
cooking tip

* 전자레인지로 단호박, 고구마 익히기

단호박과 고구마를 사방 1cm로 잘라 전자레인지 용기에 담아 소금 1 작은술, 꿀 1 큰술, 물 2 큰술에 버무려 뚜껑을 덮고 6분간 익힌다. 전자레인지 용기가 없을 경우에는 접시에 담아 랩을 씌운다.

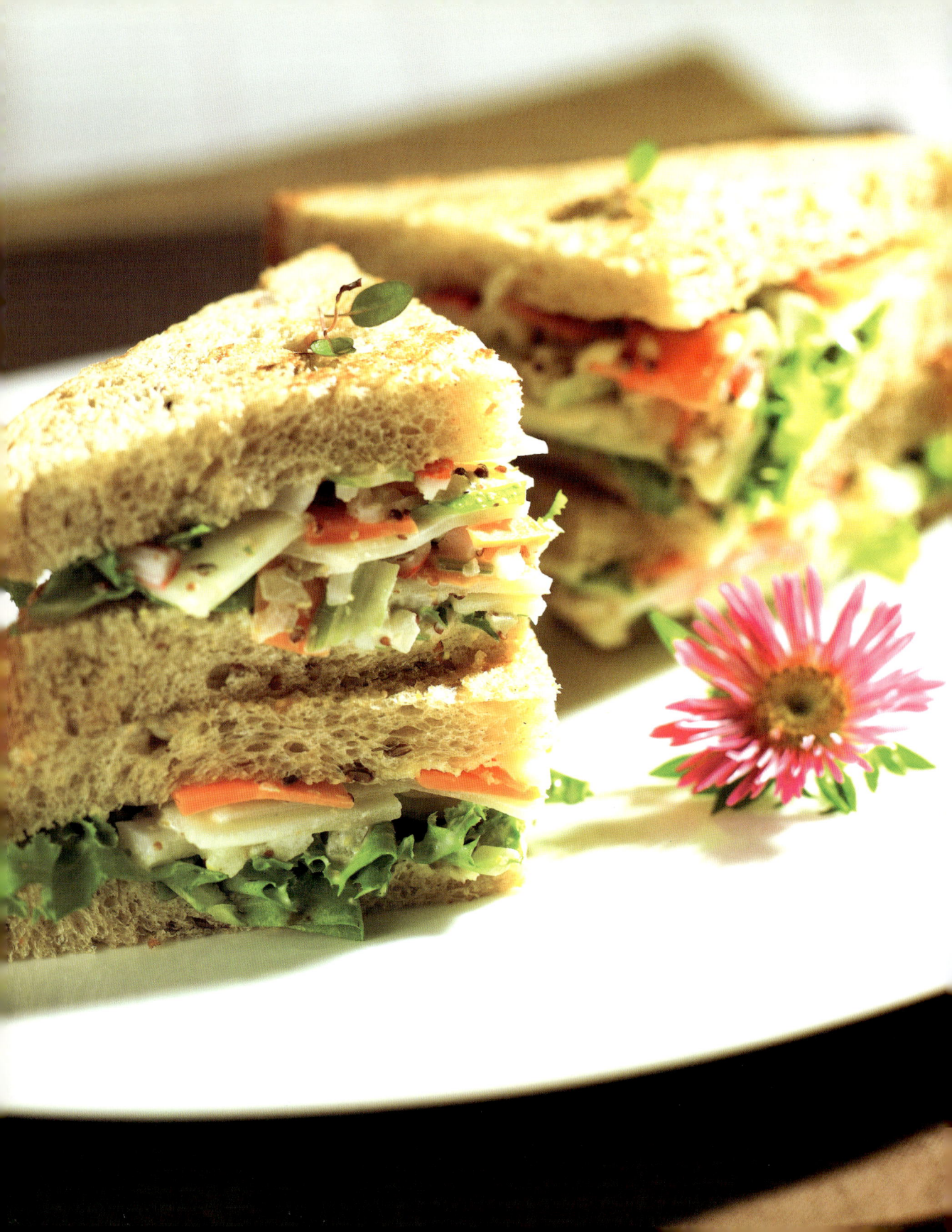

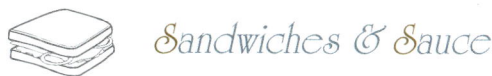 *Sandwiches & Sauce*

감자 샐러드 샌드위치

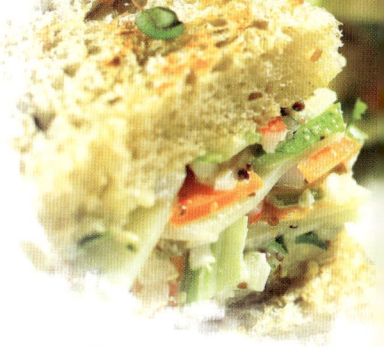

재 료

곡물 식빵 4장
치커리 50g
감자 2개
당근 1개
셀러리 1대
게맛살 3개
버터 적당량
소금 약간

소 스

마요네즈 4큰술
홀 그레인 머스터드 1큰술
설탕 1작은술
식초 1작은술
레몬즙 1작은술
다진 양파 3큰술
다진 오이 피클 1큰술
소금 약간

● 만드는 방법

1 **식빵 굽기** 곡물 식빵은 버터 두른 프라이팬에서 바삭하게 굽는다.

2 **치커리 씻기** 치커리는 깨끗이 씻어 물기를 제거한다.

3 **감자 썰기** 감자는 껍질을 벗기고 1×3cm 크기로 얇게 썬다.

4 **당근 썰기** 당근은 감자와 똑같이 얇게 썬다.

5 **셀러리 썰기** 셀러리는 껍질에 있는 섬유질을 제거하고 어슷하게 썬다.

6 **감자 당근 삶기** 끓는 물에 소금을 약간 넣고 감자와 당근을 함께 넣어 삶는다.

7 **감자 당근 식히기** 삶은 감자와 당근은 찬물에 빠르게 씻어 차게 준비한다.

8 **게맛살 찢기** 게맛살은 먹기 편하게 찢어 둔다.

9 **소스 준비하기** 마요네즈에 홀 그레인 머스터드를 넣고 잘 섞어 준 다음 설탕, 식초, 레몬즙을 넣는다. 여기에 다진 양파와 오이 피클을 넣고 버무린 다음 소금으로 간을 한다.

10 **샐러드 완성하기** 삶은 감자, 당근에 셀러리, 게맛살을 섞어 **9**의 소스에 버무려 준다.

11 **샌드위치 완성하기** 곡물 식빵 위에 치커리로 모양을 내고 **10**의 샐러드를 넣고 나머지 한 장의 식빵을 올려 살짝 눌러 준 다음 꼬치로 고정시키고 삼각형 모양으로 자른다.

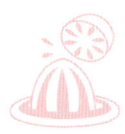

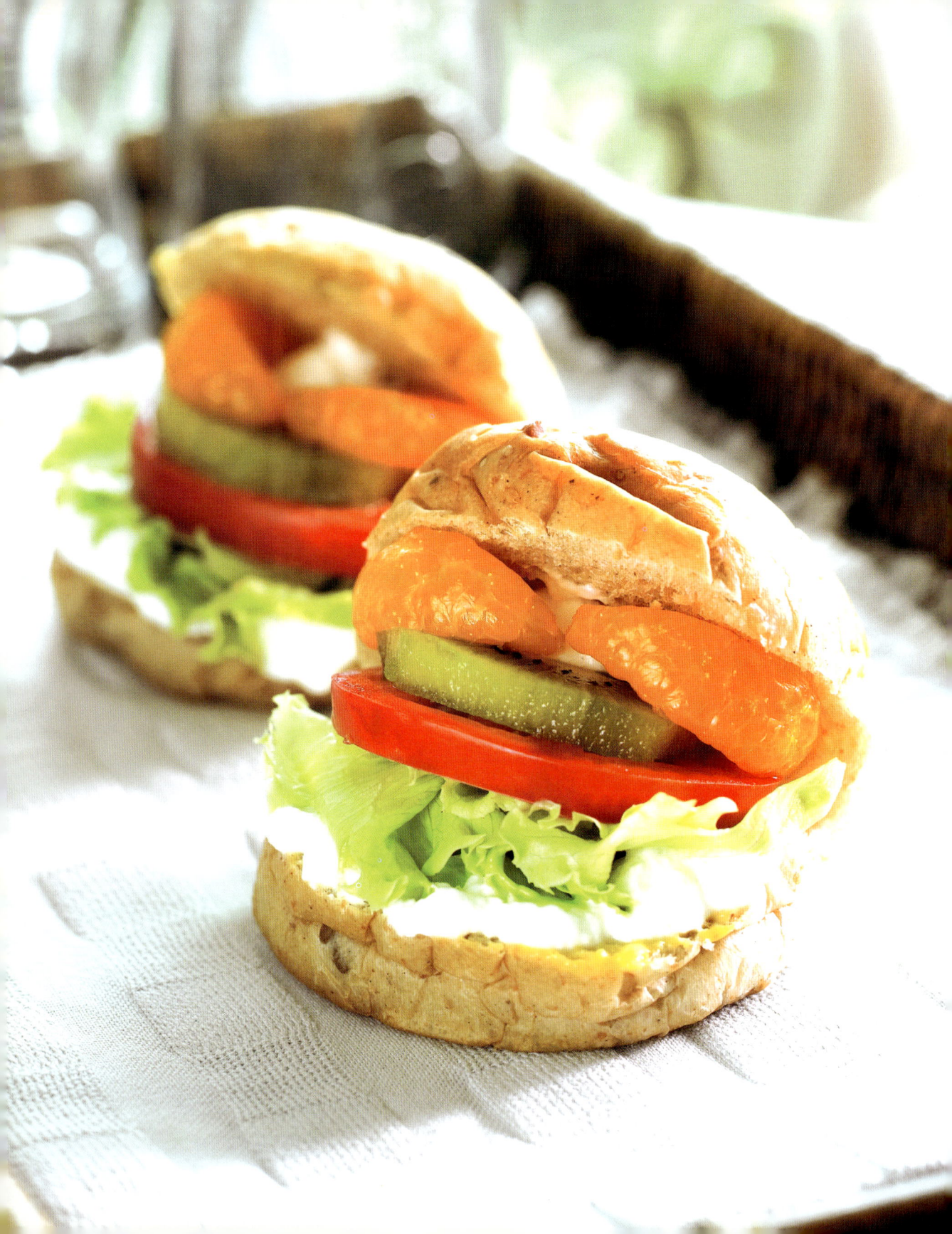

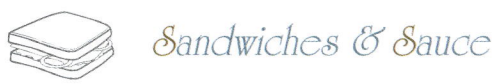 Sandwiches & Sauce
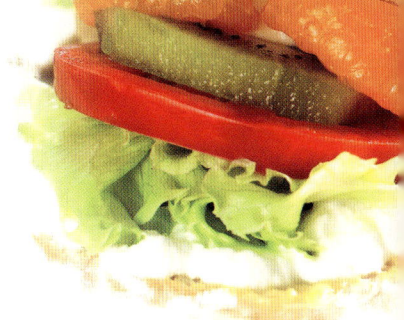

모닝빵 과일 버거

재 료

곡물 모닝빵 4개
양상추 4장
토마토 1개
키위 2개
귤(통조림) 1컵
머스터드 적당량
생크림 200 g

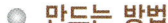 만드는 방법

1 모닝빵 칼집 넣기 모닝빵을 2등분으로 자른다.

2 양상추 준비하기 양상추는 깨끗이 씻어서 모닝빵 크기에 맞추어 예쁘게 뜯어 준비한다.

3 토마토 썰기 토마토는 둥근 모양으로 썬다.

4 키위 썰기 키위는 껍질을 제거하고 둥근 모양으로 썬다.

5 귤 물기 제거하기 귤은 통조림으로 구입하여 체에 받쳐 물기를 제거한다.

6 생크림 휘핑하기 생크림은 볼에 담고 핸드 블랜드로 거품을 단단하게 부풀린다. 커피맛을 원하면 럼주 1/2작은술에 커피 1작은술을 녹여 거품이 거의 다 부풀었을 때 넣어 사용한다.

7 모닝빵 머스터드 바르기 모닝빵의 칼집이 들어간 사이사이에 머스터드를 발라 과일의 수분이 빵에 스며드는 것을 방지한다.

8 과일 버거 완성하기 짤 주머니에 생크림을 넣어 모닝빵 사이에 짜서 넣고 양상추-토마토-키위-귤을 순서대로 넣어 예쁘게 장식한다.(양상추-토마토-키위-귤을 먼저 넣고 생크림으로 칼집 사이를 장식해도 예쁘다.)

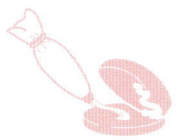

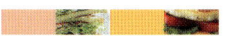
cooking ✽ tip

✽ 생크림 거품을 단단하게 부풀리는 방법

여름에 기온이 올라가면 생크림의 거품이 잘 부풀지 않는 경우가 있다. 이럴 경우에는 큰 볼에 얼음을 넣고 물을 부은 후 그 위에 생크림 볼을 올려 놓고 거품을 내면 단단하게 잘 부풀어 오른다.

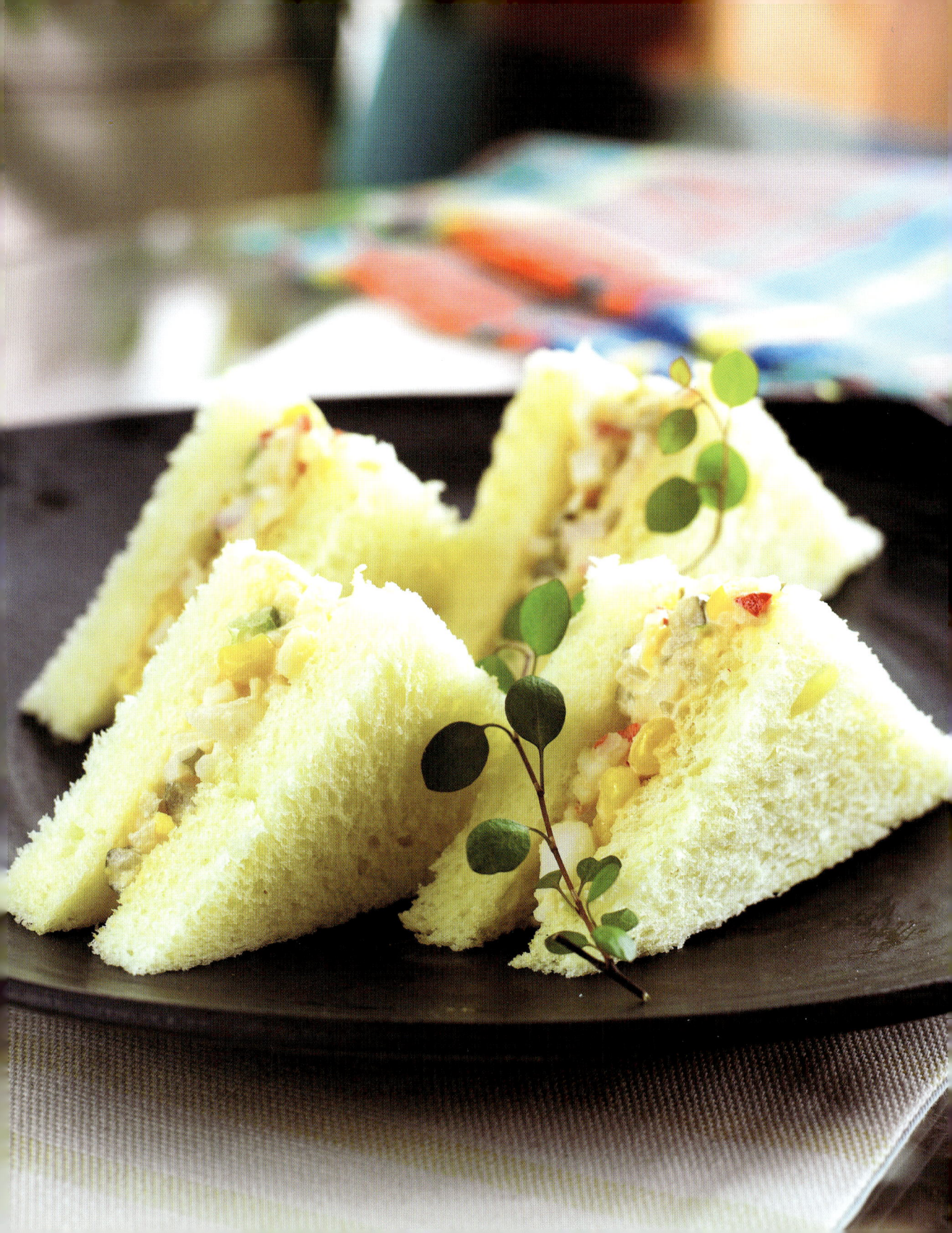

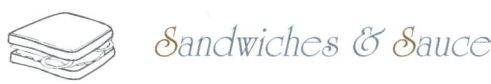 *Sandwiches & Sauce*

감자 달걀 샌드위치

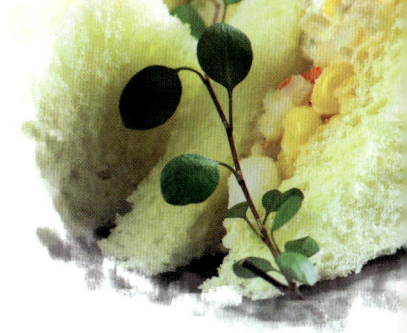

재 료

식빵 4장
감자 3개(소금 약간)
달걀 2개(소금 약간)
게맛살 2개
오이 피클 2개
양파 1/2개(소금 약간)
푸른 피망 1/2개
붉은 피망 1/2개
옥수수 콘 1/2컵

소 스

마요네즈 1/2컵
설탕 1 작은술
소금 약간

● 만드는 방법

1 감자 삶기 감자는 찬물에서부터 소금을 약간 넣고 삶아 다 익으면 물을 따라 버리고 수분이 없어질 때까지 삶는다.

2 삶은 감자 으깨기 삶은 감자는 뜨거울 때 체에 내리거나 으깬다.

3 달걀 삶기 달걀은 찬물에서부터 소금을 약간 넣고 삶다가 물이 끓으면 중불에서 12분간 완숙으로 삶는다. 다 삶기면 찬물에 바로 담가 식힌 뒤 껍질을 벗긴다.

4 삶은 달걀 다지기 삶은 달걀은 흰자는 듬성듬성 다지고 노른자는 체에 내리거나 도마 위에서 칼등으로 으깬다.

5 게맛살 다지기 게맛살은 적당하게 다진다.

6 오이 피클 다지기 오이 피클은 다져서 물기를 제거한다.

7 양파 다지기 양파는 다져서 소금에 절여 찬물에 한 번 씻은 뒤 물기를 꼭 짠다.

8 피망 다지기 푸른 피망과 붉은 피망은 적당한 크기로 다진다.

9 옥수수 콘 준비하기 옥수수 콘은 통조림으로 준비하여 체에 밭쳐 물기를 제거한다.

10 소스 준비하기 마요네즈에 설탕과 소금을 넣어 소스를 준비한다.

11 준비된 재료 소스에 버무리기 준비된 감자, 달걀, 게맛살, 오이 피클, 양파, 피망, 옥수수 콘을 골고루 섞어 소스에 버무린다.

12 샌드위치 완성하기 식빵에 11의 혼합물을 적당하게 넣고 나머지 한 장의 식빵으로 덮어 가장자리를 잘라 내고 모양 있게 자른다.

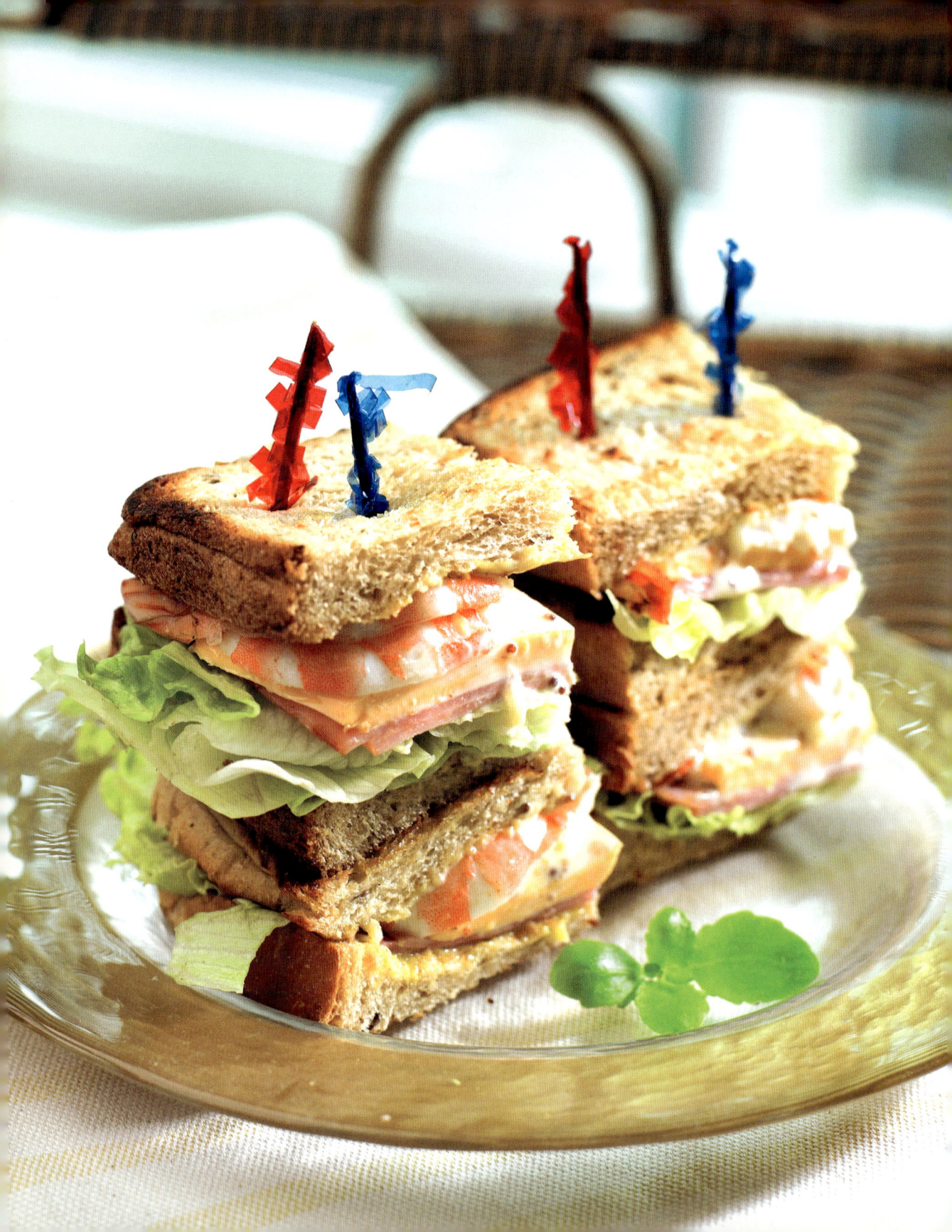

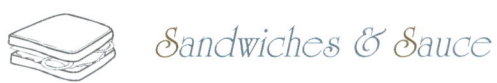 *Sandwiches & Sauce*

새우 샌드위치

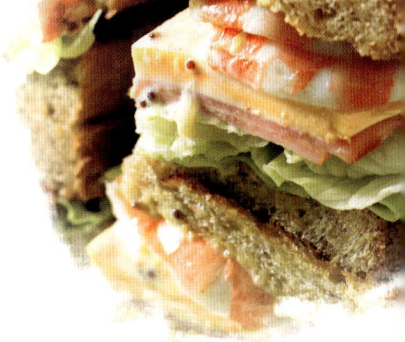

재 료

곡물 식빵 4개
양상추 4장
슬라이스 햄 4장
슬라이스 치즈 4장
새우 12마리(소금 레몬
즙 약간씩)
머스터드 적당량

소 스

유자청 1큰술
마요네즈 5큰술
홀 그레인 머스터드
1작은술
생크림 1큰술
소금 약간

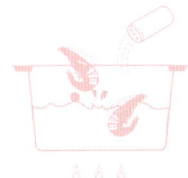

● **만드는 방법**

1 **식빵 준비하기** 곡물 식빵으로 준비한다.

2 **양상추 씻기** 양상추는 깨끗이 씻어 물기를 제거한 뒤 빵 크기에 맞추어 뜯어 둔다.

3 **햄 굽기** 슬라이스 햄은 프라이팬에 굽는다.

4 **치즈 준비하기** 슬라이스 치즈는 껍질을 벗기고 준비한다.

5 **새우 삶기** 새우는 이쑤시개로 등 쪽을 찔러 내장을 제거한 뒤 끓는 물에 소금을 넣어 삶는다.

6 **새우 레몬즙 뿌리기** 새우가 식으면 껍질을 벗기고 반으로 갈라 레몬즙을 뿌려 둔다.

7 **소스 준비하기** 유자청에 마요네즈, 홀 그레인 머스터드, 생크림, 소금을 넣어 소스를 준비한다.

8 **새우 샌드위치 완성하기** 식빵 한 쪽에 머스터드를 바르고 양상추-햄-치즈-새우를 차례대로 올리고 소스를 뿌린 뒤 나머지 한 쪽의 빵을 올린 뒤 이쑤시개로 고정한 뒤 4등분하여 자른다.

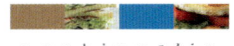

✱ **샌드위치 모양잡기**

샌드위치의 모양을 잡기 위해서는 완성된 샌드위치를 젖은 면보자기로 말아서 적당한 무게로 눌러 두면 된다. 일정 시간이 지나면 모양이 잡히고 그 상태로 유지된다.

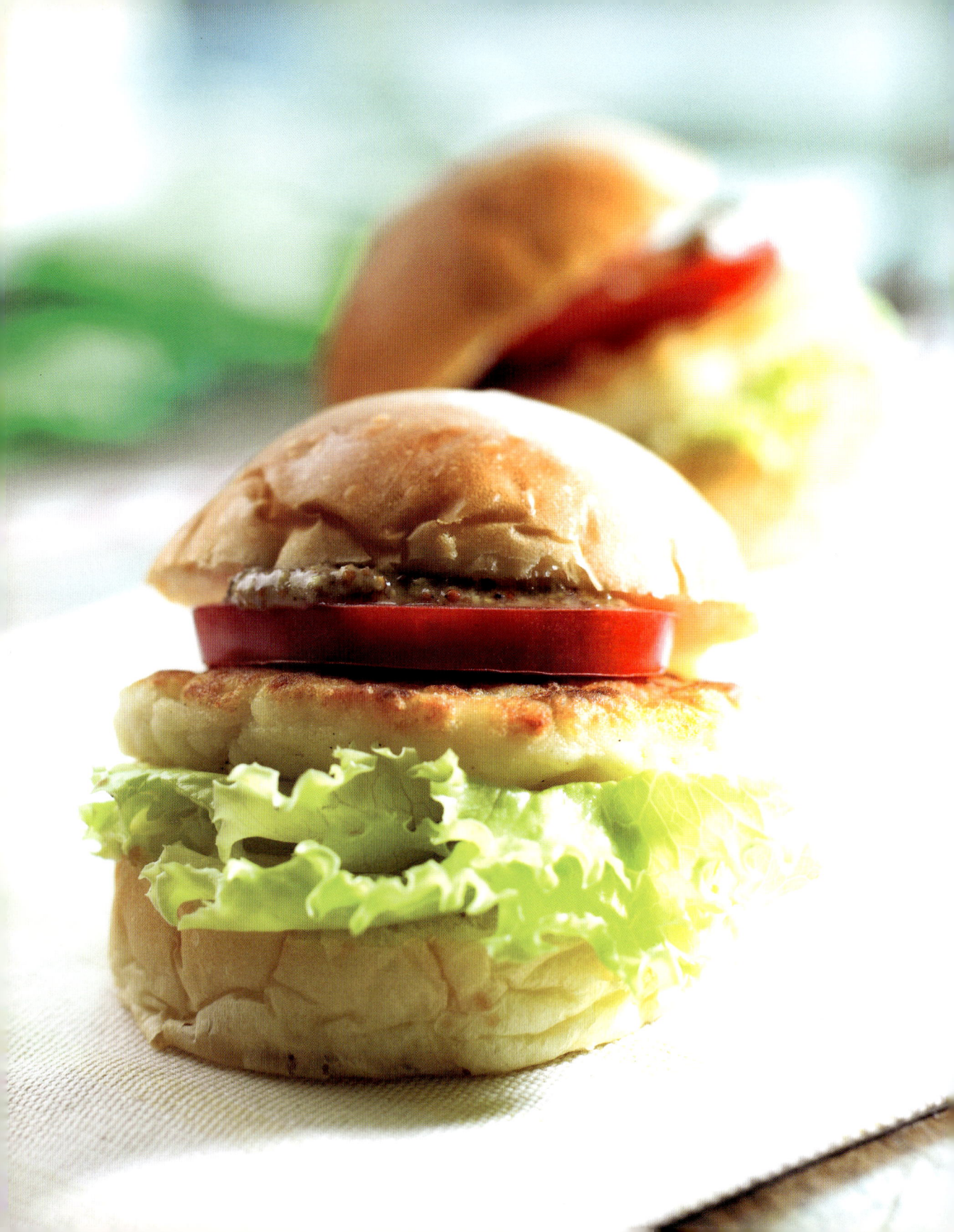

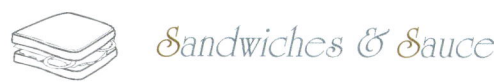 *Sandwiches & Sauce*

치즈 감자 샌드위치

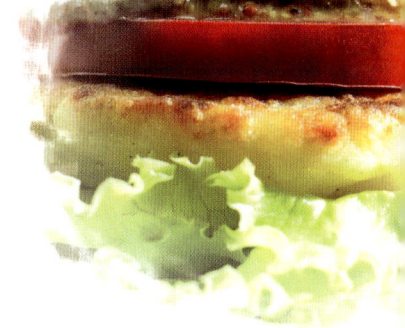

재 료

모닝빵 4개
양상추 2장
감자 3개
모차렐라 치즈 1/2 컵
토마토 1개
밀가루, 소금, 올리브 오일
적당량씩

소 스

홀 그레인 머스터드 2큰술
올리브 오일 1큰술
식초 1작은술
꿀 1작은술
소금 약간

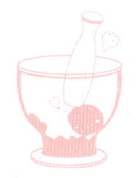

○ **만드는 방법**

1 **모닝빵 자르기** 모닝빵은 옆으로 반 자른다.

2 **양상추 씻기** 양상추는 깨끗이 씻어 물기를 제거한다.

3 **감자 삶기** 감자는 찬물에 소금을 함께 넣고 삶는다.

4 **감자 으깨기** 감자는 뜨거울 때 으깬다.

5 **감자 모양내기** 으깬 감자가 식으면 모닝빵 크기에 맞추어 납작하게 만들어 중앙에 모차렐라 치즈를 넣고 또 다시 감자를 모양내어 덮은 뒤 치즈가 나오지 않게 옆면을 잘 마무리한다.

6 **감자 굽기** 5의 감자는 겉면에 밀가루를 묻히고 프라이팬이 뜨거워지면 올리브 오일을 두르고 노릇하게 굽는다.

7 **토마토 썰기** 토마토는 둥근 모양으로 썬다.

8 **소스 준비하기** 홀 그레인 머스터드에 올리브 오일, 식초, 꿀, 소금을 넣어 소스를 준비한다.

9 **샌드위치 완성하기** 모닝빵에 양상추를 깔고 6의 구운 감자를 넣고 토마토를 올린 뒤 소스를 뿌리고 나머지 한 장의 빵을 올린다.

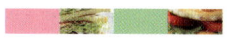
cooking+tip

✱ **구수하고 감칠맛 나는 감자죽 끓이기**

얇게 썬 감자, 강낭콩, 채 썬 양파, 소금을 잠길 정도의 물에 넣고 푹 익을 때까지 삶는다. 그 다음 체에 내려 냄비에 담고 재료의 6배 분량이 되게 물을 붓고 끓이다가 찹쌀가루를 넣고 걸쭉하게 한 뒤 소금으로 간한다.

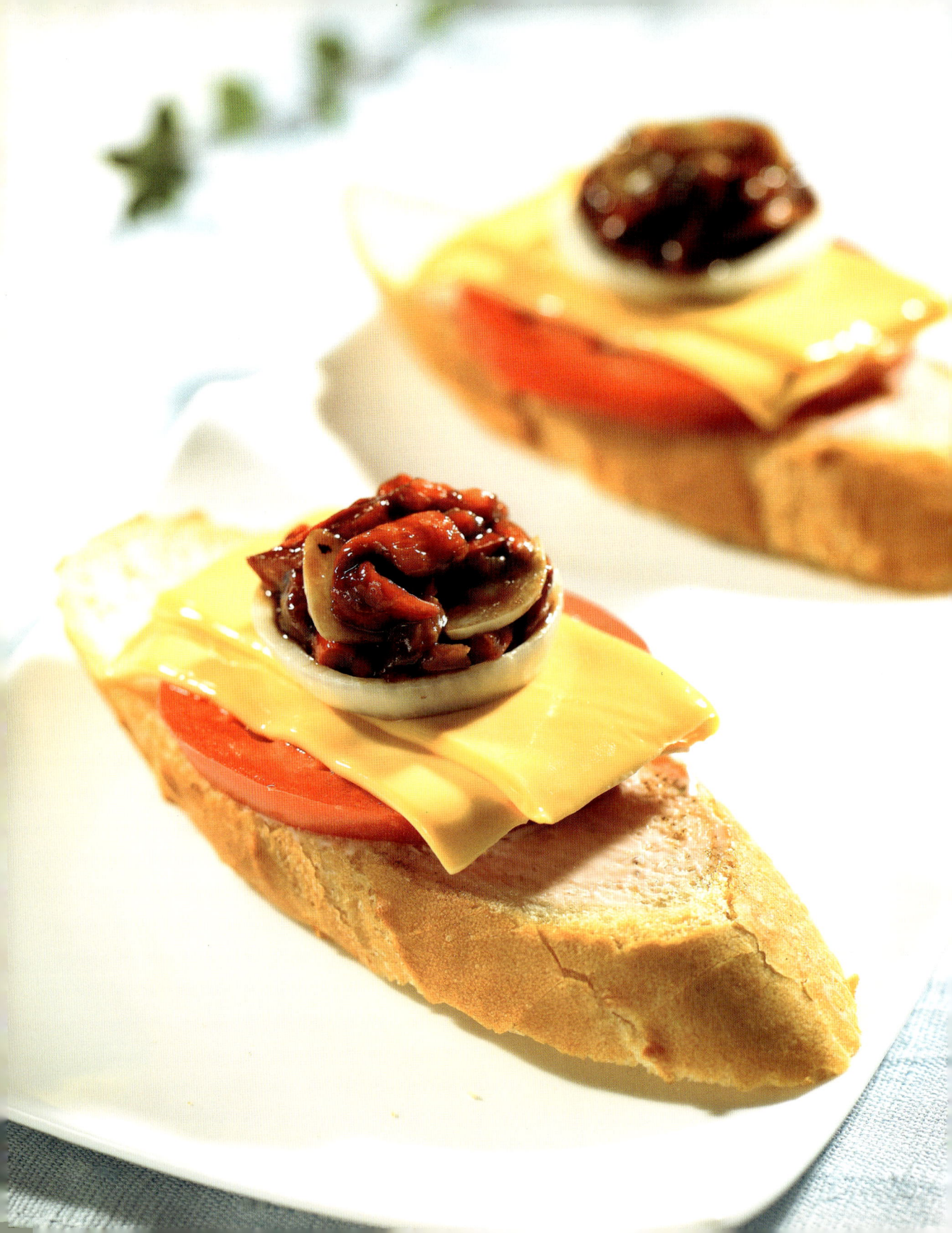

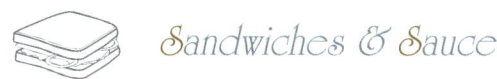 *Sandwiches & Sauce*

파프리카 바게트 샌드위치

재 료

바게트빵 1/2개
토마토 2개
슬라이스 치즈 2장
양파 1개
크림치즈 적당량

● 만드는 방법

1. **바게트빵 자르기** 바게트빵은 둥글게 또는 어슷하게 자른다.
2. **바게트빵 굽기** 자른 바게트빵은 팬이나 토스터에 바삭하게 굽는다.
3. **토마토 썰기** 토마토는 둥근 모양으로 썬다.
4. **슬라이스 치즈 준비하기** 슬라이스 치즈는 2등분으로 잘라 준비한다.
5. **양파 썰기** 양파는 둥근 모양으로 썬다.
6. **샌드위치 완성하기** 바게트빵 한 면에 크림치즈를 바르고 토마토를 올린 뒤 치즈, 양파, 파프리카 소스를 올린다.

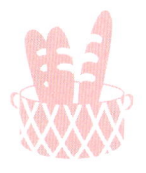

소스 재료

붉은 파프리카 4개
마늘 2쪽분
(올리브 오일 1큰술)
케첩 2큰술
발사믹 식초 1작은술
소금, 후추 약간씩

파프리카 소스 만드는 방법

1. 파프리카는 길이대로 반으로 갈라 씨를 제거하고 오븐에서 겉이 까맣게 될 때까지 익힌다.
2. 뜨거울 때 밀폐용기에 담거나 비닐 팩에 넣어 10분 정도 두어 껍질이 잘 벗겨지게 두었다가 껍질을 벗긴다.
3. 껍질을 벗긴 파프리카는 적당한 크기로 자른다.
4. 마늘을 납작하게 편으로 썰어 프라이팬에 올리브 오일을 두르고 바삭하게 굽는다.
5. 케첩에 발사믹 식초를 섞어 구운 파프리카와 마늘을 넣어 소금과 후추로 간을 한다.

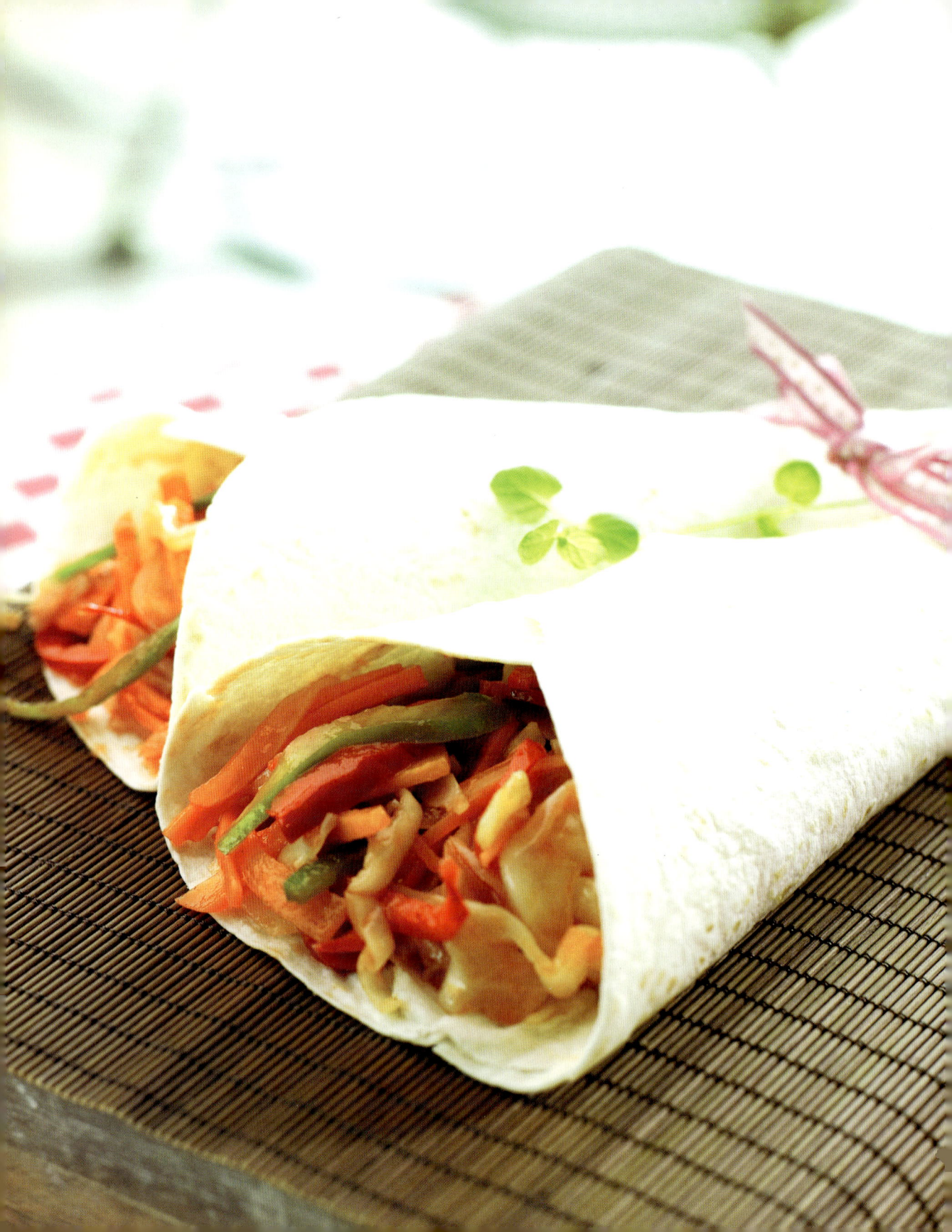

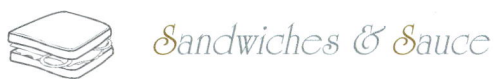 *Sandwiches & Sauce*

퀘사디아

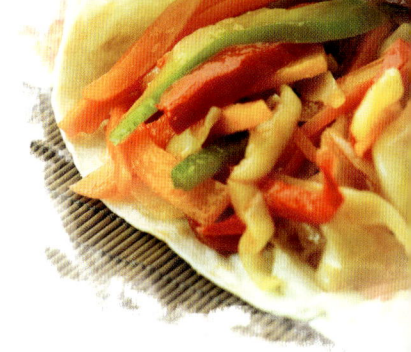

재 료

또띠아 4장
양파 1개
푸른 피망 1개
붉은 피망 1개
당근 1/2개
양배추 5장
올리브 오일 적당량
다진 마늘 1큰술

소 스

토마토 케첩 1컵
머스터드소스 1큰술
꿀 1큰술
레몬즙 1작은술
소금 약간

만드는 방법

1 양파 썰기 양파는 가늘게 채를 썬다.

2 피망 썰기 푸른 피망과 붉은 피망은 길이대로 반으로 갈라 씨를 제거하고 채를 썬다.

3 당근 썰기 당근은 껍질을 벗기고 채를 썬다.

4 양배추 썰기 양배추는 깨끗이 씻어 물기를 제거한 뒤 가늘게 채를 썬다.

5 소스 준비하기 토마토 케첩에 머스터드 소스, 꿀, 레몬즙, 소금을 넣어 준비한다.

6 채소 볶기 프라이팬이 뜨거워지면 올리브 오일을 두르고 다진 마늘로 향을 낸 뒤 양파, 피망, 당근, 양배추를 넣고 센 불에서 볶다가 어느 정도 채소가 익으면 소스를 넣어 5분 정도 볶아준다.

7 퀘사디아 완성하기 또띠아를 편 뒤 준비된 **6**의 재료를 넣고 돌돌 말아 프라이팬에서 굴려가며 살짝 익힌다.

8 퀘사디아 담아내기 완성된 퀘사디아는 접시에 예쁘게 담아낸다.

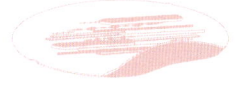

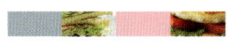 cooking+tip

* 채소 볶기

프라이팬이 뜨거워지면 올리브 오일을 두르고 양파, 피망, 당근, 양배추를 센불에서 빠르게 볶아야 수분이 생기지 않아 또띠아로 말았을 때 깔끔하게 완성할 수 있다.

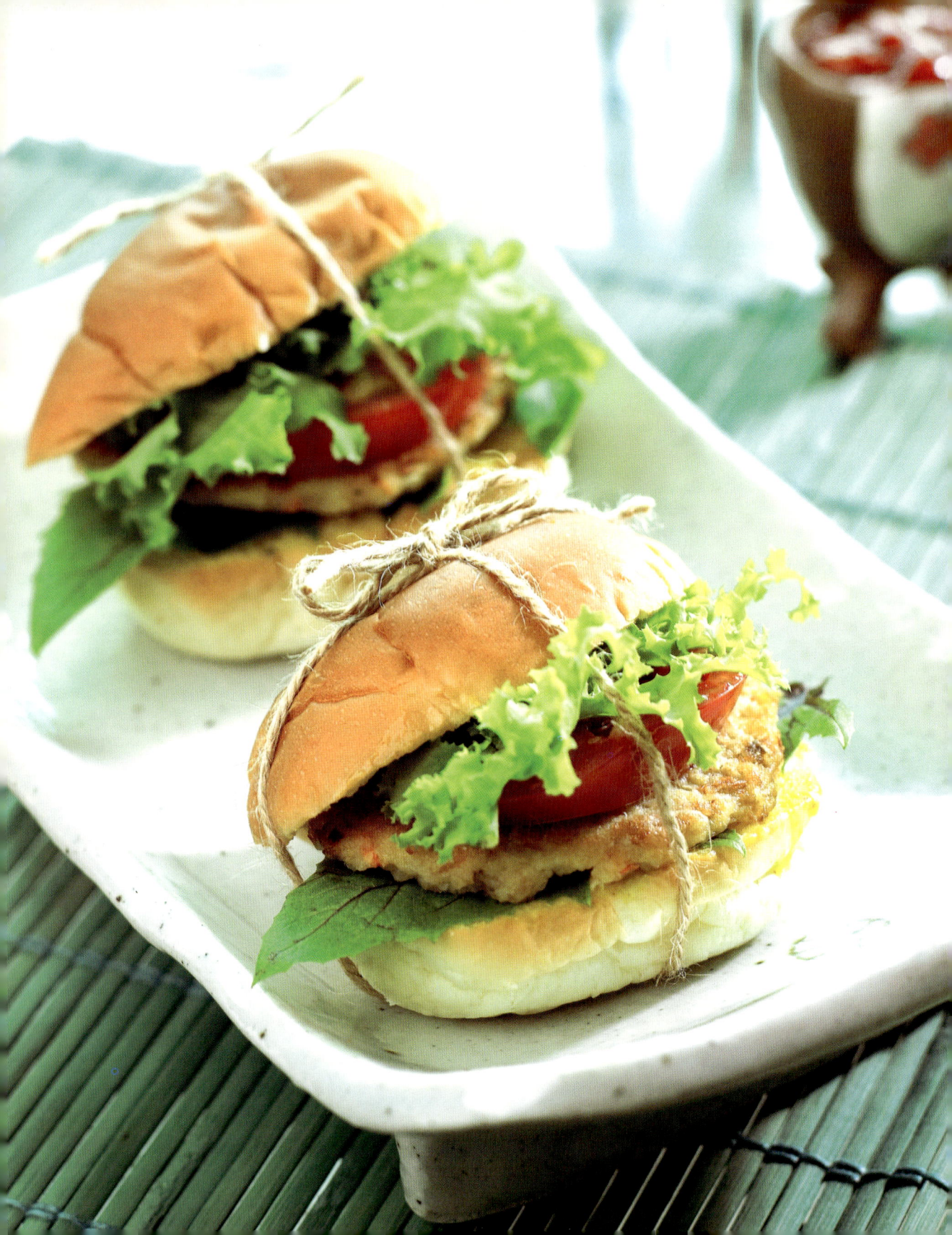

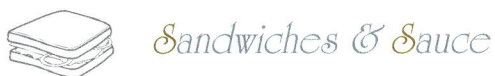 *Sandwiches & Sauce*

채소 동그랑땡 샌드위치

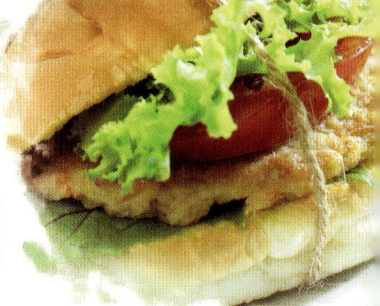

재 료

버터롤 또는 모닝빵 4개
붉은색 치커리 50 g
토마토 1개
치커리 50 g
머스터드 적당량
케첩 적당량

● **만드는 방법**

1 빵 자르기 버터롤은 옆으로 반 잘라 준비한다.

2 치커리 씻기 치커리는 씻어서 적당하게 뜯어둔다.

3 토마토 썰기 토마토는 둥근 모양으로 썬다.

4 치커리 씻기 치커리는 씻어서 물기를 제거한다.

5 샌드위치 완성하기 버터롤의 한 면에 머스터드를 바르고 치커리-동그랑땡-토마토-치커리를 순서대로 올리고 케첩을 뿌린 뒤 나머지 한 쪽 빵으로 덮어 완성한다.

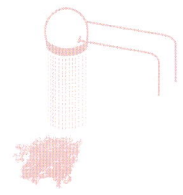

재 료

느타리버섯 100 g
부추 50 g
참치 1/2 캔
양파 1/2 개
당근 1/2 개
호박 1/3 개
대파 1대
달걀 4개
소금 1작은술
후추, 참기름, 올리브 오일
적당량씩

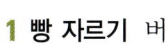 **동그랑땡 만드는 방법**

1 느타리버섯은 끓는 물에서 살짝 데쳐 물기를 꼭 짠 뒤 곱게 다진다.

2 부추는 깨끗이 씻어 물기를 제거하고 0.5 cm 길이로 썬다.

3 참치는 체에 밭쳐 기름기를 제거하고 면보자기로 싸서 꼭 짠다.

4 양파, 당근, 호박은 곱게 다진다.

5 대파는 송송 썰어서 준비한다.

6 느타리버섯, 부추, 참치, 양파, 당근, 호박, 대파를 볼에 담아 달걀, 소금, 후추, 참기름을 넣어 반죽한다.

7 프라이팬이 뜨거워지면 올리브 오일을 두르고 수저로 반죽을 빵 크기에 맞게 떠 놓고 노릇노릇하게 지진다.

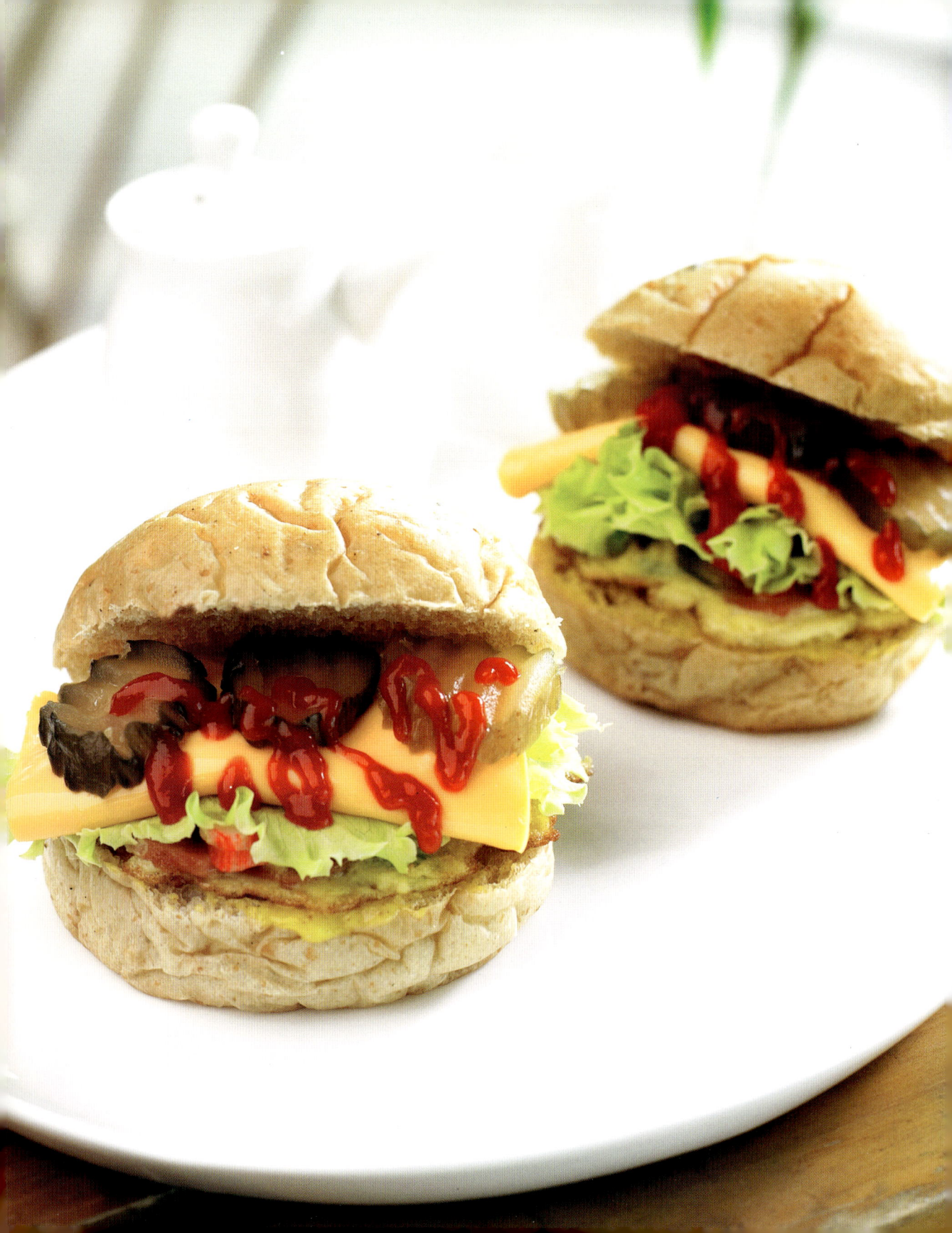

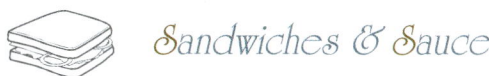 *Sandwiches & Sauce*

소시지 샌드위치

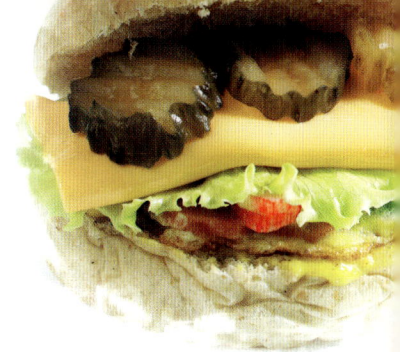

재 료

곡물 모닝빵 4개
양상추 2장
슬라이스 치즈 4장
오이 피클 2개
케첩 적당량
머스터드 적당량

● 만드는 방법

1 **모닝빵 자르기** 모닝빵은 반으로 자른다.

2 **양상추 씻기** 양상추는 씻어서 물기를 제거한 뒤 모닝빵 크기에 맞게 자른다.

3 **치즈 자르기** 치즈는 반으로 잘라 준비한다.

4 **오이 피클 자르기** 오이 피클은 물기를 제거하고 어슷하게 썬다.

5 **샌드위치 완성하기** 모닝빵에 머스터드를 바르고 소시지 구이-양상추-슬라이스 치즈-오이 피클을 순서대로 올리고 케첩을 뿌린 뒤 나머지 빵으로 덮어 완성한다.

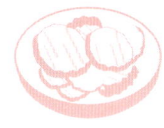

재 료

프랑크푸르트 소시지 2개
게맛살 2개
캔 옥수수 1/2 컵
푸른 피망 1/2 개
달걀 2개
소금 약간
올리브 오일 적당량

소시지 구이 만드는 방법

1 프랑크푸르트 소시지는 끓는 물에 살짝 데쳐 기름기를 제거하고 둥글게 썬다.

2 게맛살은 둥글게 썬다.

3 캔 옥수수는 체에 밭쳐 수분을 제거한다.

4 피망은 씨를 제거하고 곱게 다진다.

5 소시지, 게맛살, 캔 옥수수, 피망을 볼에 담고 달걀을 풀어 소금으로 간한다.

6 반죽된 **5**를 프라이팬이 뜨거워지면 올리브 오일을 두르고 모닝빵 크기와 비슷하게 지진다.

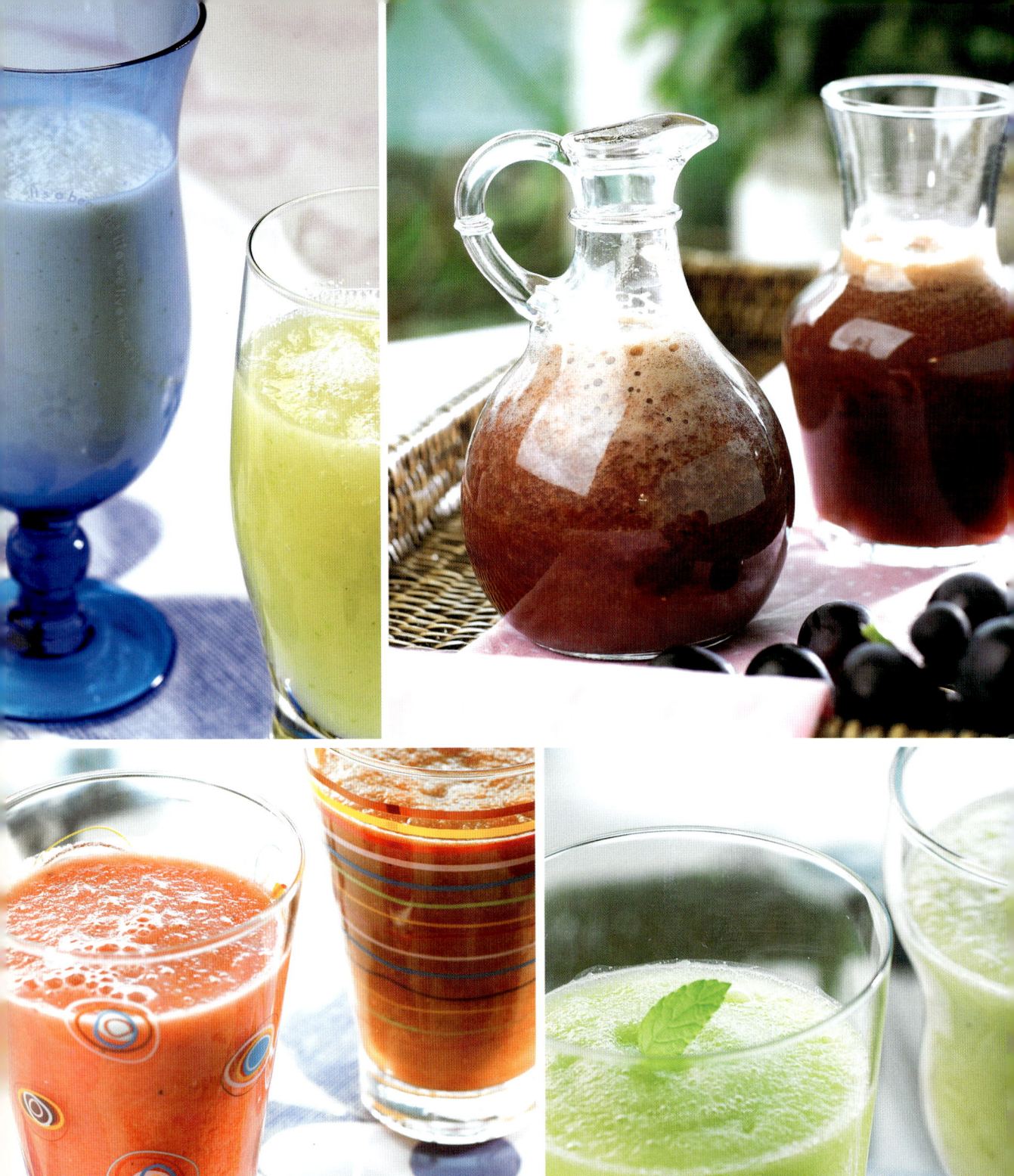

Part 02

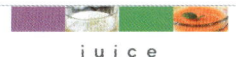

juice

건강 주스

사과 건강 주스 | 수박 건강 주스 | 오이 건강 주스 | 마 건강 주스 | 토마토 건강 주스 | 포도 건강 주스 | 키위 건강 주스 | 단호박 건강 주스 | 감자 건강 주스 | 바나나 건강 주스 | 복숭아 건강 주스 | 파프리카 건강 주스 | 양배추 건강 주스 | 당근 건강 주스 | 멜론 건강 주스 | 브로콜리 건강 주스 | 귤 건강 주스 | 그레이프프루트 건강 주스 | 배 건강 주스 | 셀러리 건강 주스

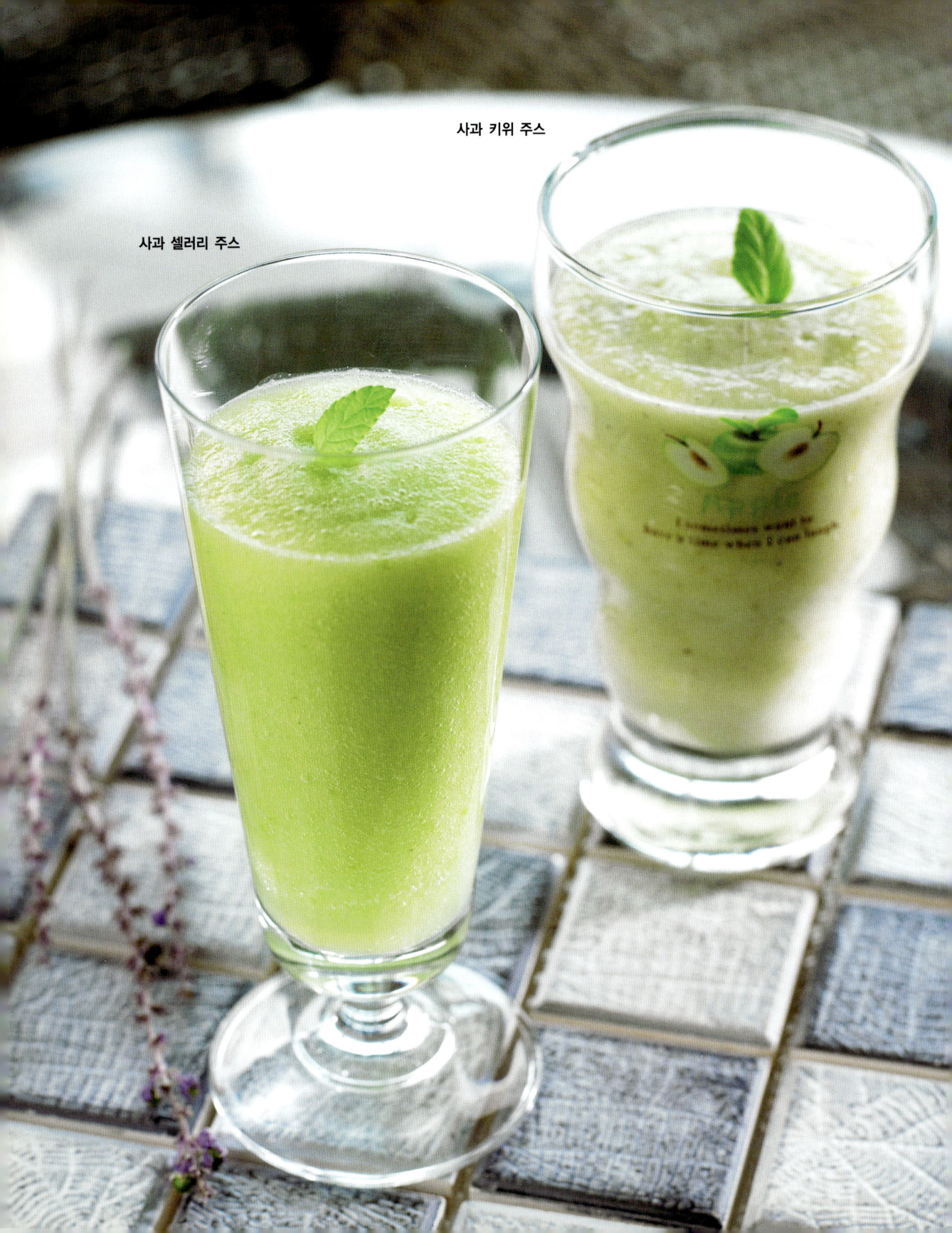

사과 키위 주스

사과 셀러리 주스

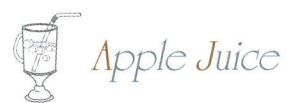

사과 건강 주스

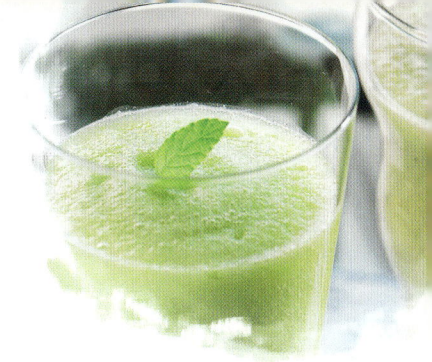

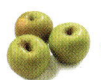 + ----- 사과 키위 주스

재 료
사과 1개
키위 1개
생수 1컵
꿀 1큰술
얼음 3조각

만드는 방법

1 사과씨 제거하기 사과는 깨끗이 씻어서 4등분으로 잘라 씨를 제거한다.

2 키위 껍질 제거하기 키위는 껍질을 제거하고 4등분으로 자른다.

3 주스 완성하기 믹서에 사과, 키위, 생수, 꿀, 얼음을 넣고 갈아 유리컵에 담아 낸다.

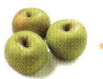 + 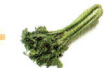 ----- 사과 셀러리 주스

재 료
사과 1개
셀러리 1대
생수 1컵
꿀 1큰술
얼음 3조각

만드는 방법

1 사과씨 제거하기 사과는 깨끗이 씻어서 껍질째 4등분으로 잘라 씨를 제거한다.

2 셀러리 섬유질 제거하기 셀러리는 껍질에 세로로 분포되어 있는 질긴 섬유질을 칼로 벗겨낸다.

3 주스 완성하기 믹서에 사과, 셀러리, 생수, 꿀, 얼음을 넣고 갈아 유리컵에 담아낸다.

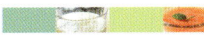

* 바람직한 사과 보관 방법

사과는 비닐에 담아서 냉장 보관하면 사과의 특유한 냄새인 에틸렌가스가 빠지는 것을 막을 수 있고, 잘 숙성되어 맛이 좋아진다.

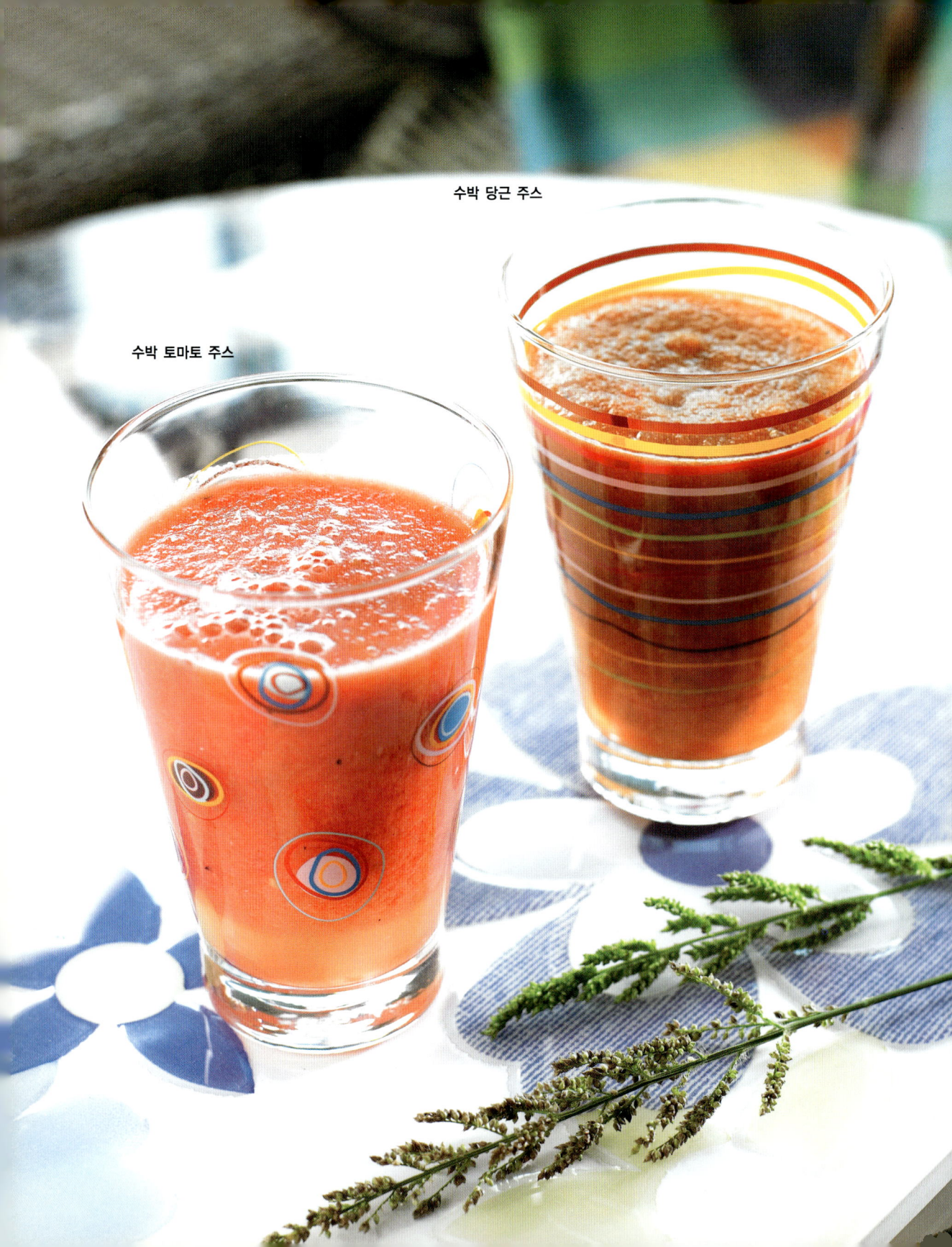

수박 당근 주스

수박 토마토 주스

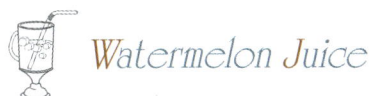

수박 건강 주스

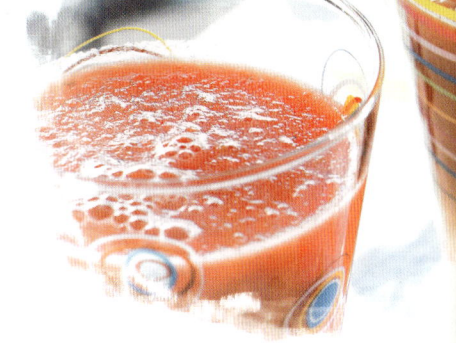

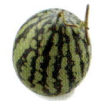 + 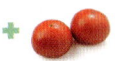 ----- 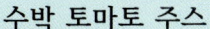 수박 토마토 주스

재 료
수박 200 g
토마토 1개
얼음 3조각
꿀 1큰술

만드는 방법

1. **수박 준비하기** 수박은 껍질 부분과 씨를 제거하고 열매살만 준비한다.
2. **토마토 준비하기** 토마토는 깨끗이 씻어 적당한 크기로 잘라 둔다.
3. **주스 완성하기** 믹서에 수박, 토마토, 얼음, 꿀을 한꺼번에 넣고 갈아 컵에 담아낸다.

 + 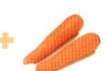 ----- 수박 당근 주스

재 료
수박 200 g
당근 1개
브로콜리 50 g
얼음 3조각

만드는 방법

1. **수박 준비하기** 수박은 껍질 부분과 씨를 제거하고 열매살만 준비한다.
2. **당근 준비하기** 당근은 깨끗이 씻어 껍질째 잘라 둔다.
3. **브로콜리 씻기** 브로콜리는 가닥가닥 떼어내어 흐르는 물에 깨끗이 씻어 물기를 제거한다.
4. **주스 완성하기** 믹서에 수박, 당근, 브로콜리, 얼음을 넣고 간다.

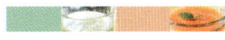

cooking+tip

* **당도가 떨어진 수박으로 팥빙수 만들기**

　수박을 구입하다 보면 당도가 떨어지는 수박을 구입할 때가 가끔 있다. 이럴 때는 수박 열매살을 사방 1cm로 썰어 냉동 가능한 그릇에 담고 인절미, 미숫가루, 우유, 연유, 팥을 차례대로 올리고 그대로 얼린다. 더위에 지쳤을 때 꺼내어 시원하게 먹으면 시판용 팥빙수와 비교하여 전혀 손색이 없는 맛있는 팥빙수가 된다. 따로 얼음을 갈아야 하는 번거로움도 줄일 수 있다.

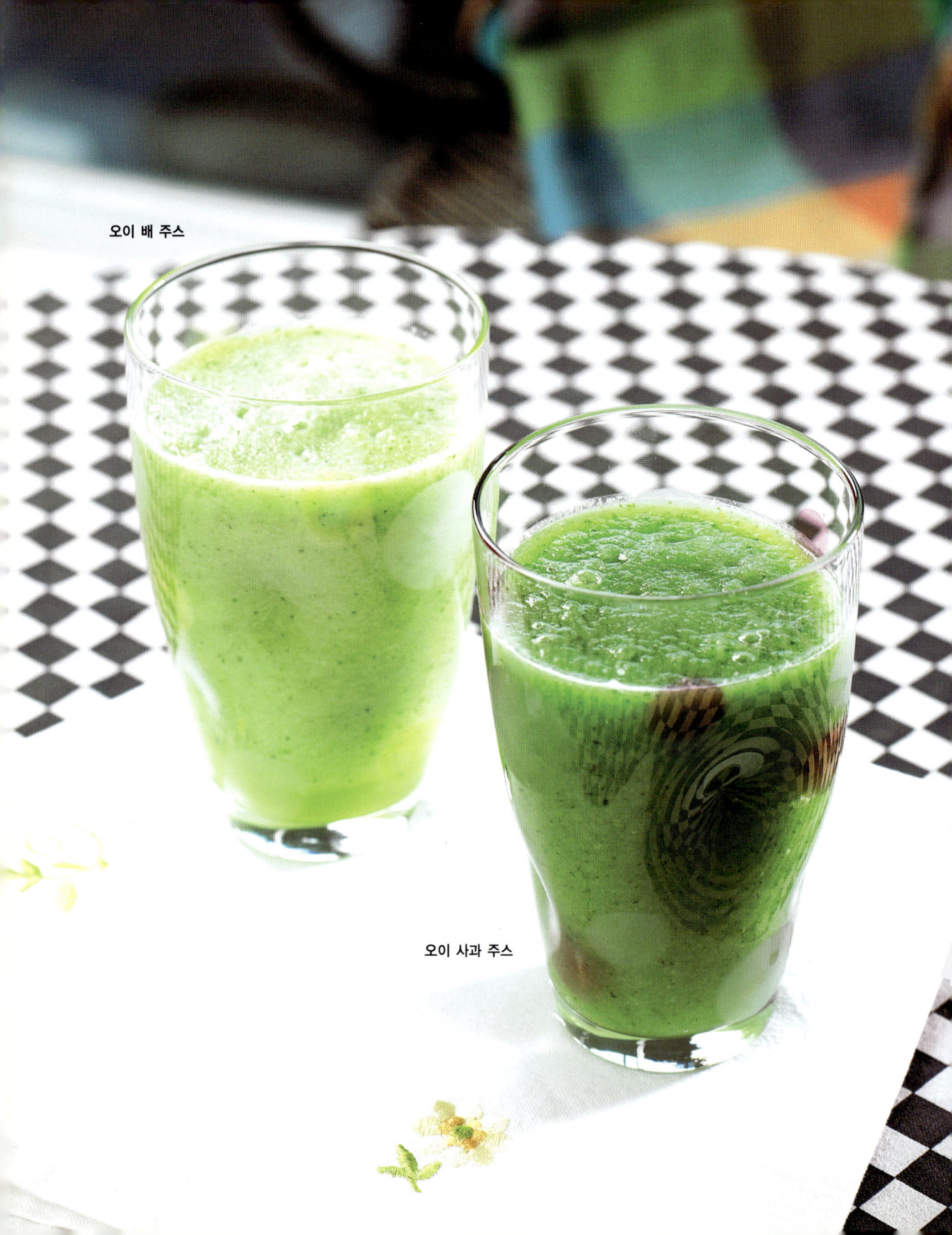

오이 배 주스

오이 사과 주스

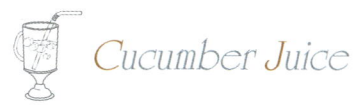 *Cucumber Juice*

오이 건강 주스

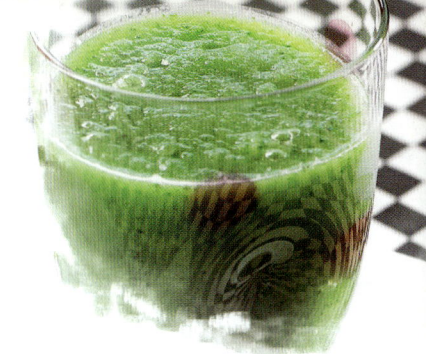

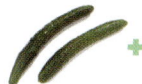 + 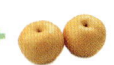 ----▶ 　오이 배 주스　

재 료
오이 1/2 개
배 1/2 개
멜론 100 g
얼음 3 조각
꿀 1큰술

만드는 방법

1. **오이 준비하기** 오이는 가시를 제거한 뒤 소금으로 문질러 씻어 소독하고 적당하게 잘라 둔다.
2. **배 준비하기** 배는 껍질과 씨를 제거한다.
3. **멜론 준비하기** 멜론은 껍질을 제거하고 열매살만 준비한다.
4. **주스 완성하기** 믹서에 오이, 배, 멜론, 얼음, 꿀을 넣고 간다.

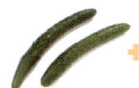 + ----▶ 　오이 사과 주스　

재 료
오이 1 개
사과 1/2 개
레몬 1/2 개
생수 70 mL
꿀 2큰술

만드는 방법

1. **오이 준비하기** 오이는 가시를 제거하고 소금으로 문질러 씻어 적당하게 잘라 둔다.
2. **사과 씻기** 사과는 물에 식초를 떨어뜨려 깨끗이 씻어 반으로 잘라 씨를 제거하고 적당하게 잘라 둔다.
3. **레몬 씻기** 레몬은 소금으로 문질러 깨끗이 닦고 껍질을 벗겨서 준비한다.
4. **주스 완성하기** 오이, 사과, 레몬, 생수, 꿀을 한꺼번에 믹서에 넣고 간다.

cooking✢tip

* **오이의 보관 방법**
  오이는 신문지로 하나씩 싸서 페트병의 주둥이 부분을 잘라내고 담아서 냉장 보관하는 것이 좋다.

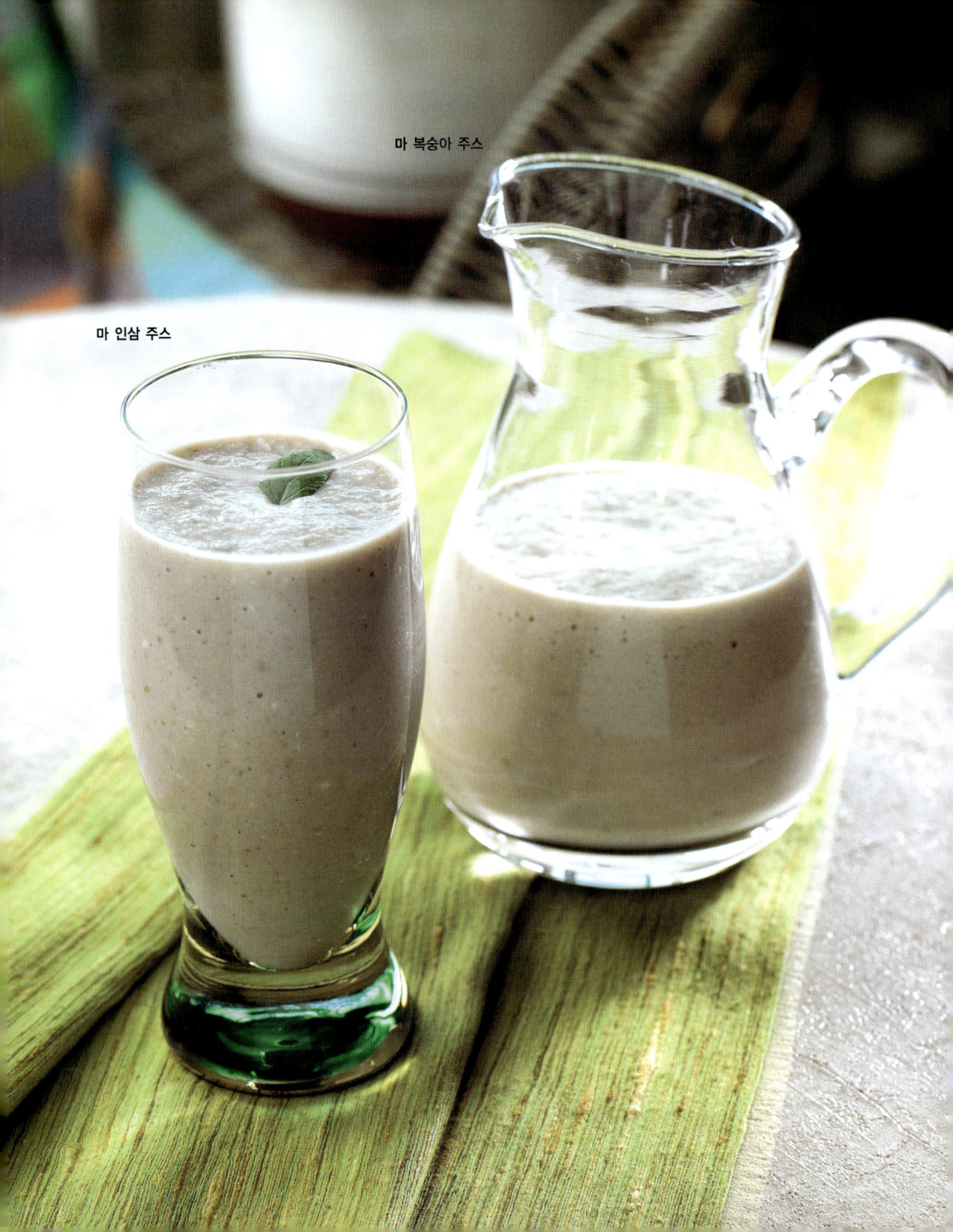

마 복숭아 주스

마 인삼 주스

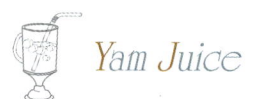 Yam Juice

마 건강 주스

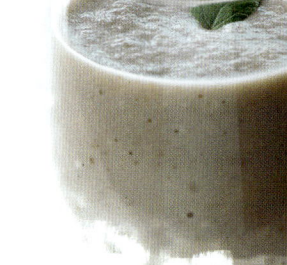

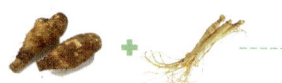 마 인삼 주스

재 료
마 200 g
수삼 1뿌리
우유 1컵
꿀 2큰술
얼음 3조각

만드는 방법

1 **마 준비하기** 마는 깨끗이 씻어서 껍질째 적당하게 썰어 둔다.
2 **수삼 씻기** 수삼은 껍질째 솔로 깨끗이 씻어 준비한다.
3 **주스 완성하기** 믹서에 마, 수삼, 우유, 꿀, 얼음을 한꺼번에 넣고 갈아 컵에 담아낸다.

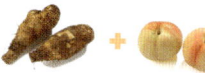 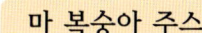 마 복숭아 주스

재 료
마 200 g
복숭아 1/2 개
사과 1/2 개
우유 1컵
꿀 1큰술

만드는 방법

1 **마 준비하기** 마는 껍질째 깨끗이 씻어 적당하게 썰어 둔다.
2 **복숭아 준비하기** 복숭아는 씻어서 껍질을 벗기고 잘라 둔다.
3 **사과 준비하기** 사과는 깨끗이 씻어서 껍질째 썰어 둔다.
4 **주스 완성하기** 믹서에 마, 복숭아, 사과, 우유, 꿀을 넣고 한꺼번에 간다.

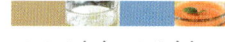 cooking tip

* **마의 보관 방법**
마는 신문에 하나씩 싸서 서늘하고 바람이 잘 통하는 곳에 두면 오랫동안 보관할 수 있다.

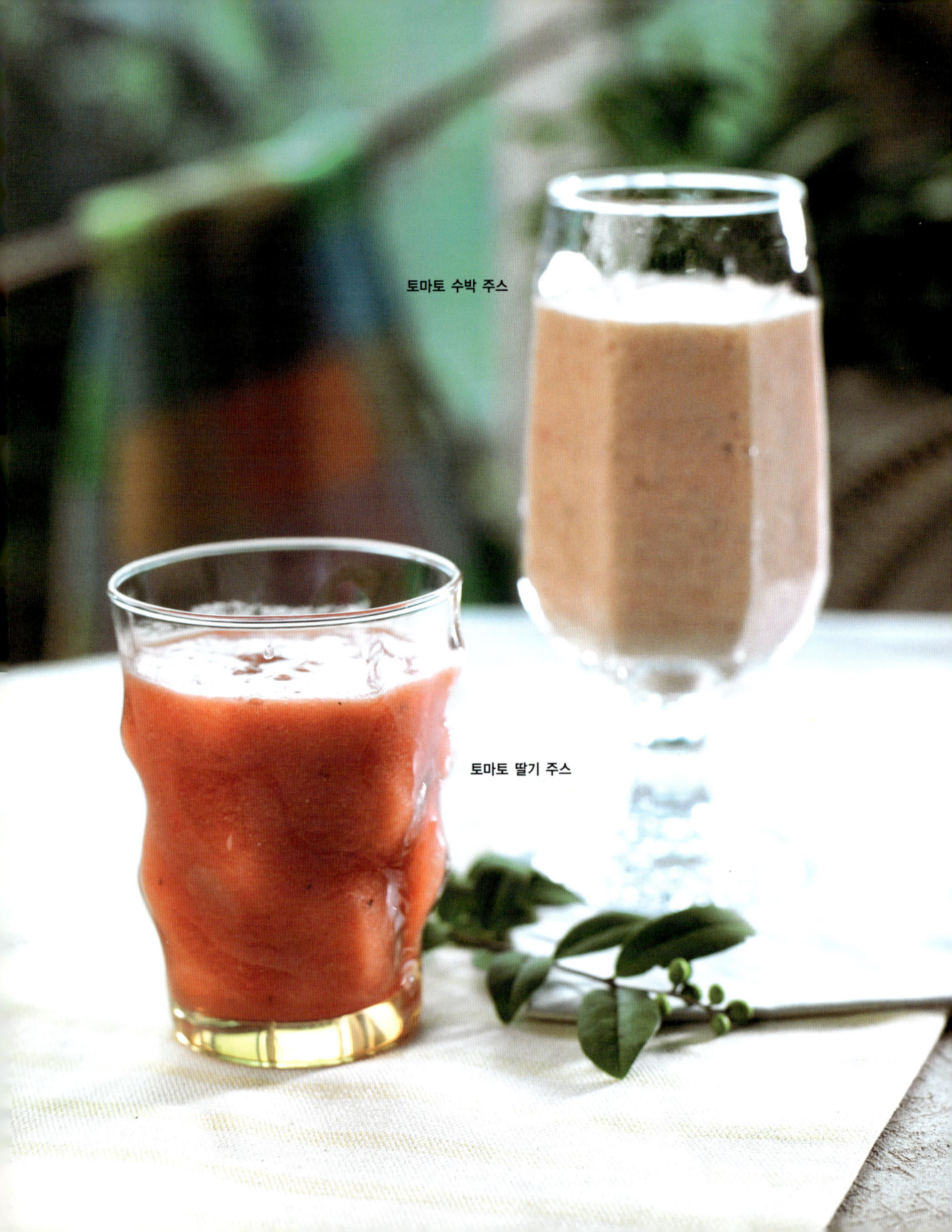

토마토 수박 주스

토마토 딸기 주스

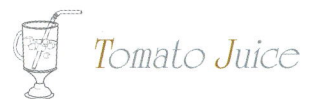# 토마토 건강 주스

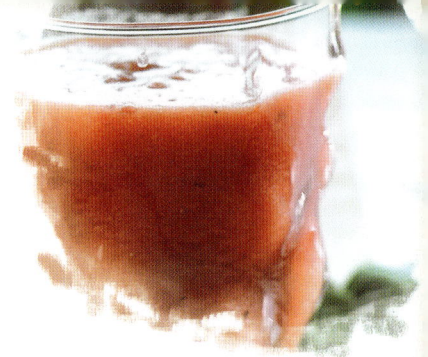

 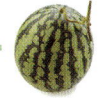 　　　**토마토 수박 주스**

재 료

토마토 1개
수박 100 g
얼음 3조각
꿀 1큰술

만드는 방법

1. **토마토 자르기**   토마토는 깨끗이 씻어 꼭지를 따고 4등분한다.
2. **수박 준비하기**   수박은 씨와 껍질을 제거하고 열매살만 준비한다.
3. **주스 완성하기**   믹서에 토마토, 수박, 얼음, 꿀을 넣고 간다.

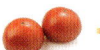   　**토마토 딸기 주스**

재 료

토마토 1개
딸기 10개
우유 1컵
레몬즙 1작은술

만드는 방법

1. **토마토 자르기**   토마토는 깨끗이 씻어 꼭지를 따고 4등분한다.
2. **딸기 씻기**   딸기는 물에 깨끗이 씻은 후 꼭지를 따고 물기를 제거한다.
3. **주스 완성하기**   믹서에 토마토, 딸기, 우유, 레몬즙을 넣고 갈아서 컵에 담아낸다.

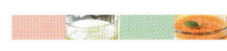

cooking tip

* **토마토의 보관 방법**

　토마토는 상온에 보관하는 것이 비타민 C의 파괴가 덜하다. 토마토를 구입할 때에는 무겁고 동그란 것을 선택해야 속이 꽉 차고 맛이 있다.

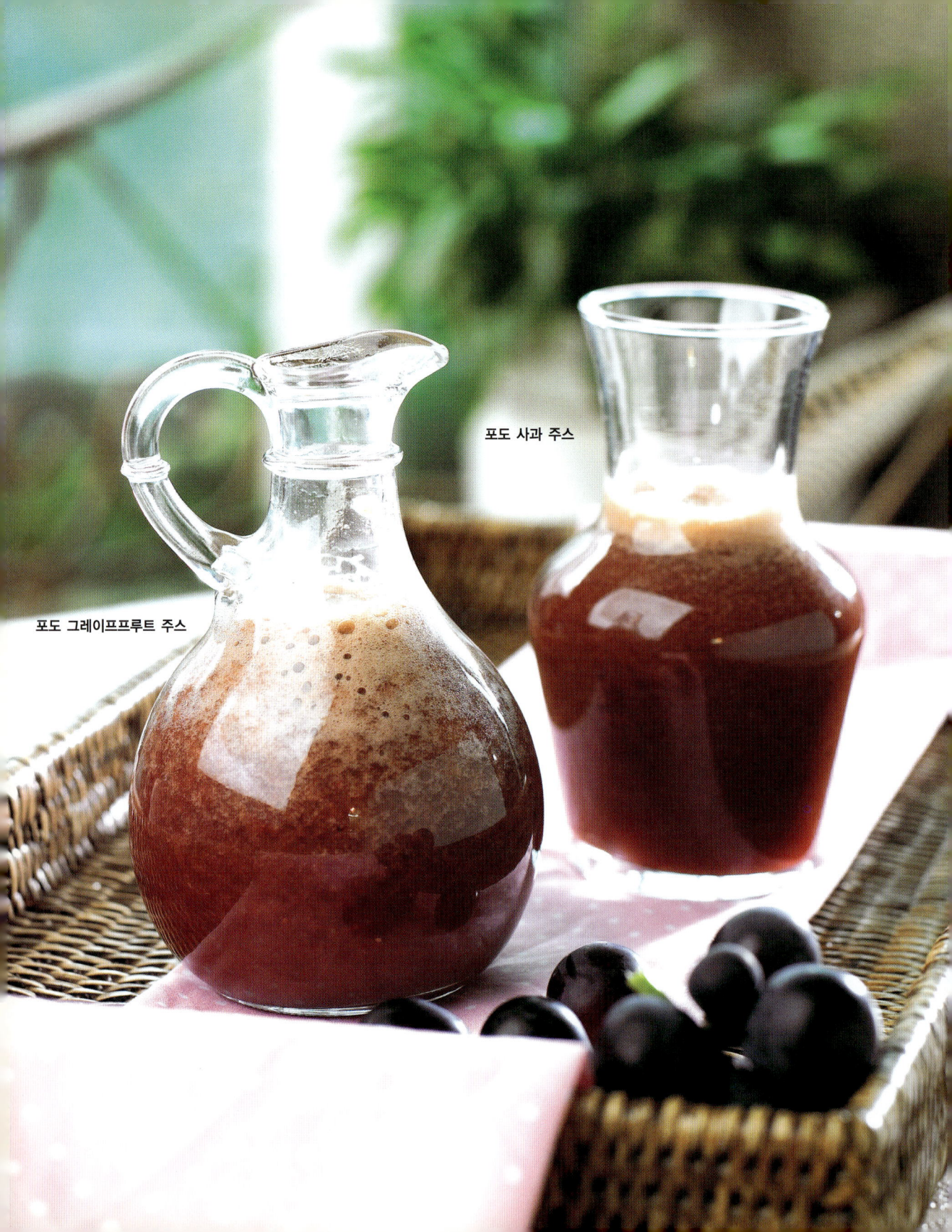

포도 사과 주스

포도 그레이프프루트 주스

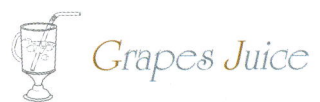

포도 건강 주스

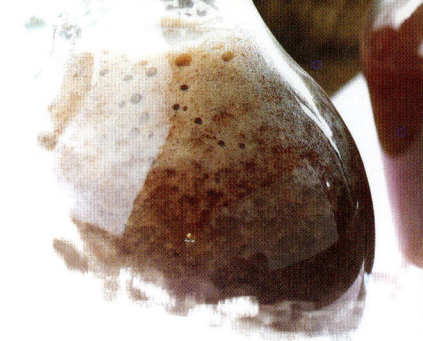

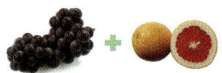

포도 그레이프프루트 주스

재 료
포도 1송이
그레이프프루트 1/2 개
생수 1컵

만드는 방법

1. **포도 씻기** 포도는 한 알씩 따서 깨끗이 씻어 반으로 잘라 씨를 제거한다.
2. **그레이프프루트 준비하기** 그레이프프루트는 깨끗이 씻은 후 껍질을 벗기고 열매살만 잘라 준비한다.
3. **주스 완성하기** 믹서에 포도, 그레이프프루트, 생수를 넣고 한꺼번에 갈아 컵에 담아낸다.

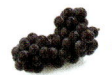 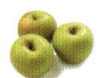

포도 사과 주스

재 료
포도 1송이
사과 1/2 개
당근 1/4 개
생수 1컵

만드는 방법

1. **포도 씻기** 포도는 알알이 떼어 깨끗이 씻은 후 반으로 갈라 씨를 제거한다.
2. **사과 준비하기** 사과는 씻어서 씨를 제거한 후 껍질째 적당하게 썰어 둔다.
3. **당근 준비하기** 당근은 작고 가느다란 주스용으로 구입해서 깨끗이 씻어 껍질째 준비한다.
4. **주스 완성하기** 믹서에 포도, 사과, 당근, 생수를 넣고 곱게 갈아 담아낸다.

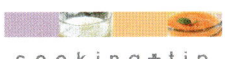

cooking tip

* **포도 고르는 방법**

포도는 시들지 않은 탱탱한 것이 좋으며 색이 고르게 나야 한다. 꼭지가 마른 것은 좋지 않다.
포도를 보관할 때에는 신문에 싸서 냉장 보관하고 흐르는 물에 씻고 알알이 떼어 냉동보관하면 오랫동안 두고 먹을 수 있다.

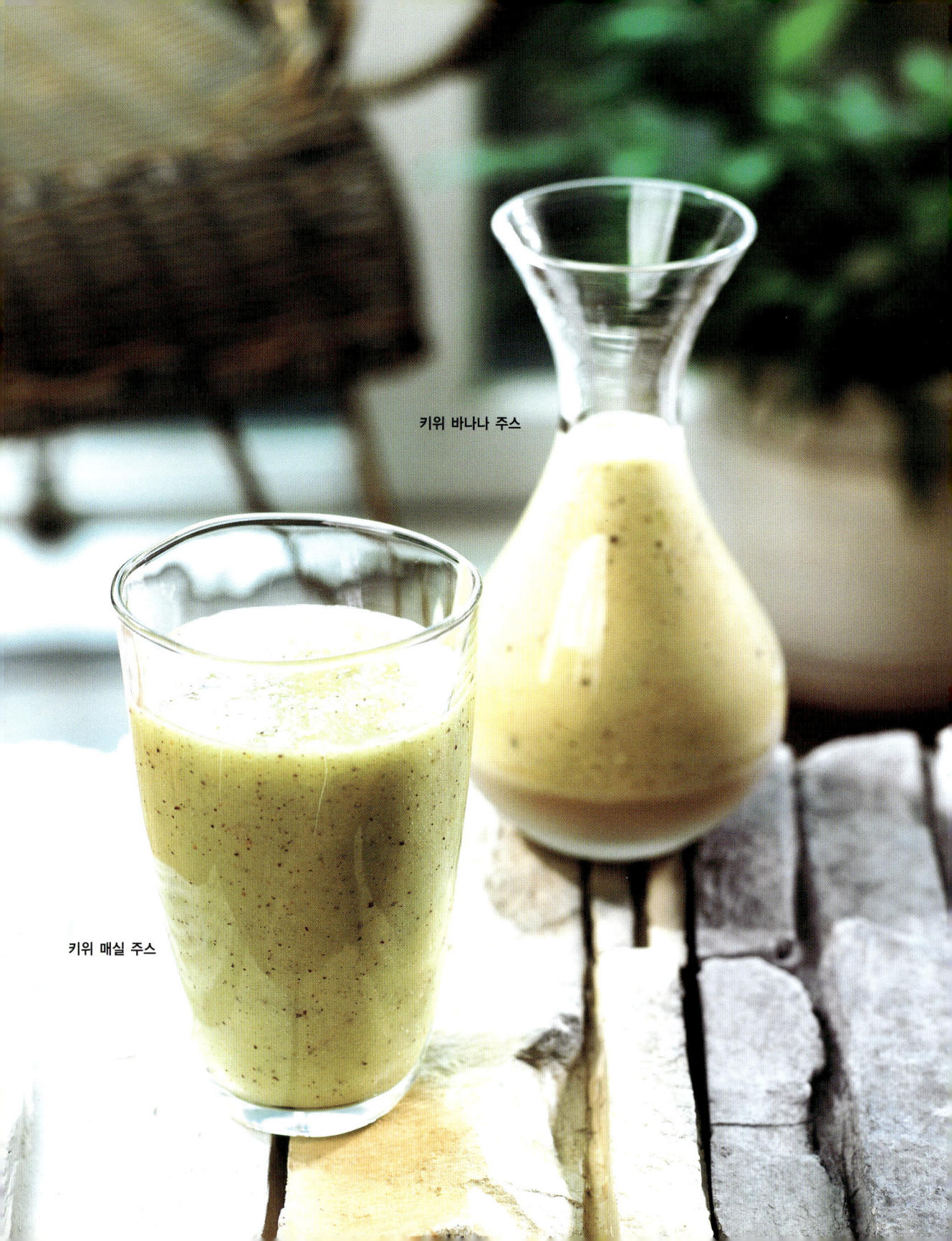

키위 바나나 주스

키위 매실 주스

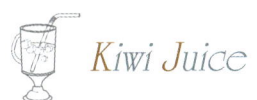 *Kiwi Juice*
키위 건강 주스

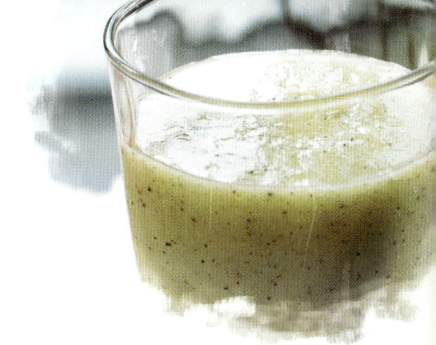

  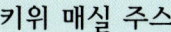 키위 매실 주스

재 료
키위 1개
매실 주스
1과 1/2 컵

만드는 방법
1. **키위 껍질 벗기기** 키위는 껍질을 벗기고 믹스하기 적당하게 자른다.
2. **매실 주스 만들기** 물과 매실액을 4 : 1 비율로 섞어서 매실 주스를 만든다.
3. **주스 완성하기** 믹서에 키위와 매실 주스를 넣고 씨가 갈아지기 전까지 간다. 이때 키위 씨가 갈리면 쓴맛이 날 수 있으므로 주의한다.

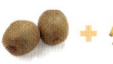 키위 바나나 주스

재 료
키위 1개
바나나 1/2 개
사이다 1컵
꿀 1큰술
얼음 3조각

만드는 방법
1. **키위 껍질 벗기기** 키위는 껍질을 벗기고 적당하게 잘라 둔다.
2. **바나나 껍질 벗기기** 바나나는 껍질을 벗겨 준비한다.
3. **주스 완성하기** 믹서에 키위, 바나나, 사이다, 꿀, 얼음을 한꺼번에 넣고 간다.

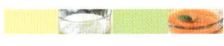
cooking+tip

* **시원한 키위 주스 즐기기**
주스가 완성되기 5분 전에 유리컵을 냉동실에 넣어 시원하게 냉각시켜 주스를 담아내면 가슴까지 시원한 주스를 즐길 수 있다.

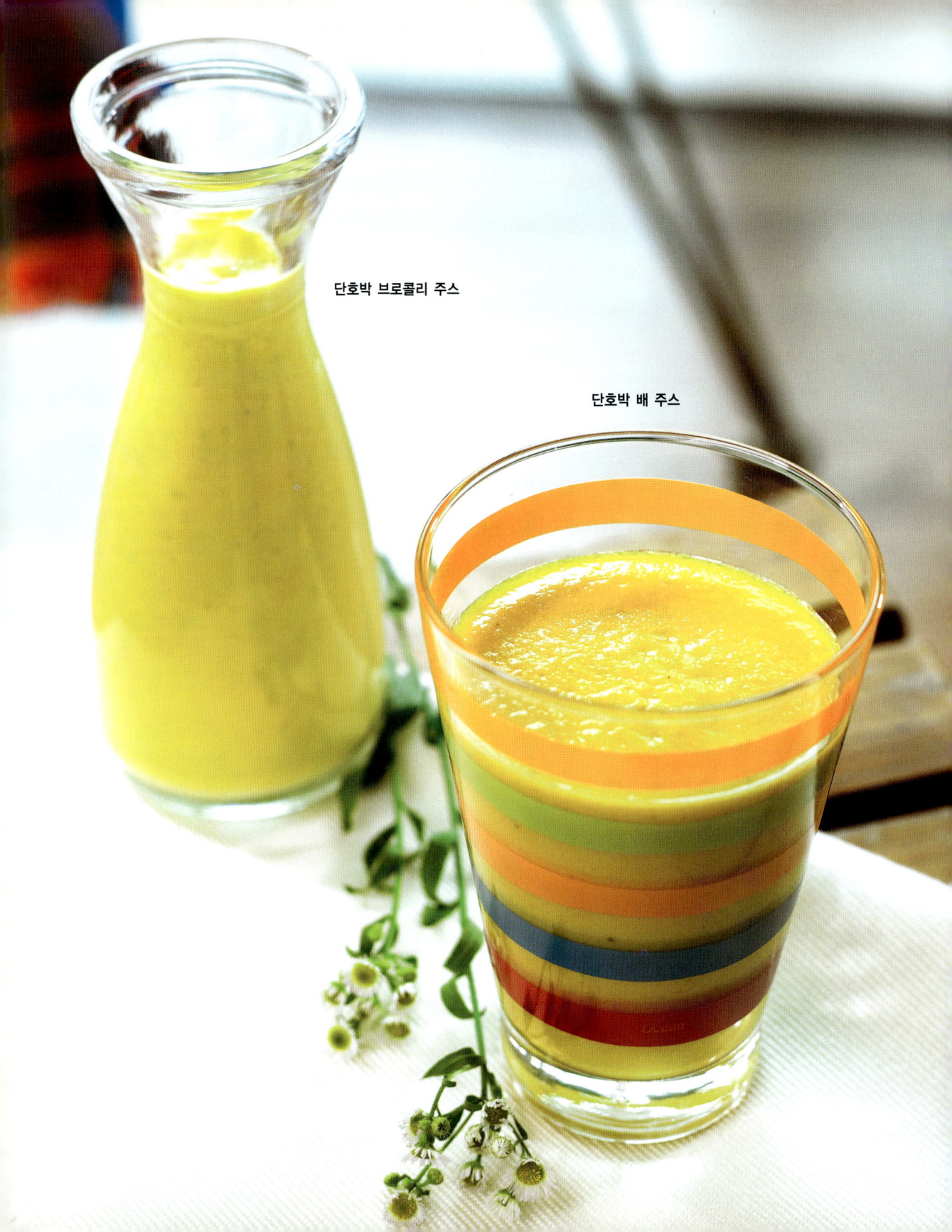

단호박 브로콜리 주스

단호박 배 주스

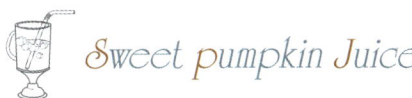

단호박 건강 주스

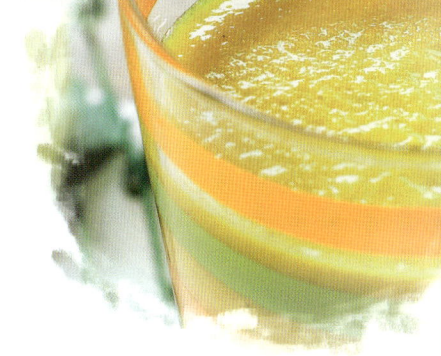

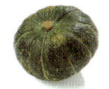 + 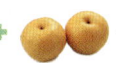 ----- 단호박 배 주스

재 료
단호박 1/4통
배 1/2개
우유 1컵
요구르트 1병

만드는 방법

1 **단호박 찌기** 단호박은 깨끗이 씻어서 껍질을 제거하고 얇게 썰어서 김이 오른 찜기에 5분 정도 찐 다음 식힌다.

2 **배 준비하기** 배는 껍질을 제거하고 적당하게 썰어 둔다.

3 **주스 완성하기** 믹서에 단호박, 배, 우유, 요구르트를 넣고 곱게 간다.

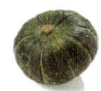 + ----- 단호박 브로콜리 주스

재 료
단호박 1/4통
브로콜리 50 g
우유 1과 1/2 컵
(300 mL)
꿀 1큰술
생크림 1큰술

만드는 방법

1 **단호박 준비하기** 단호박은 깨끗이 씻어서 껍질을 제거하고 얇게 썰어서 김이 오른 찜기에 5분간 쪄서 식힌다.

2 **브로콜리 준비하기** 브로콜리는 가닥가닥 떼어서 깨끗이 씻어 준비한다.

3 **단호박 찌기** 단호박은 김이 오른 찜기에 5분간 쪄서 식힌다.

4 **주스 완성하기** 믹서에 준비된 단호박, 브로콜리, 우유, 꿀을 넣고 간 다음 생크림을 섞거나 컵에 담은 후 생크림으로 장식한다.

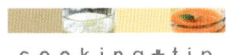

cooking+tip

* **단호박 미리 준비하기**
바쁜 아침 좀 더 간편하게 이용하기 위해 단호박을 미리 준비해 두는 것도 좋은데, 찜기에 쪄서 한 번 믹스할 만큼씩 비닐에 담아 냉동시켰다가 냉동 상태에서 갈면 시원하게 먹을 수 있다.

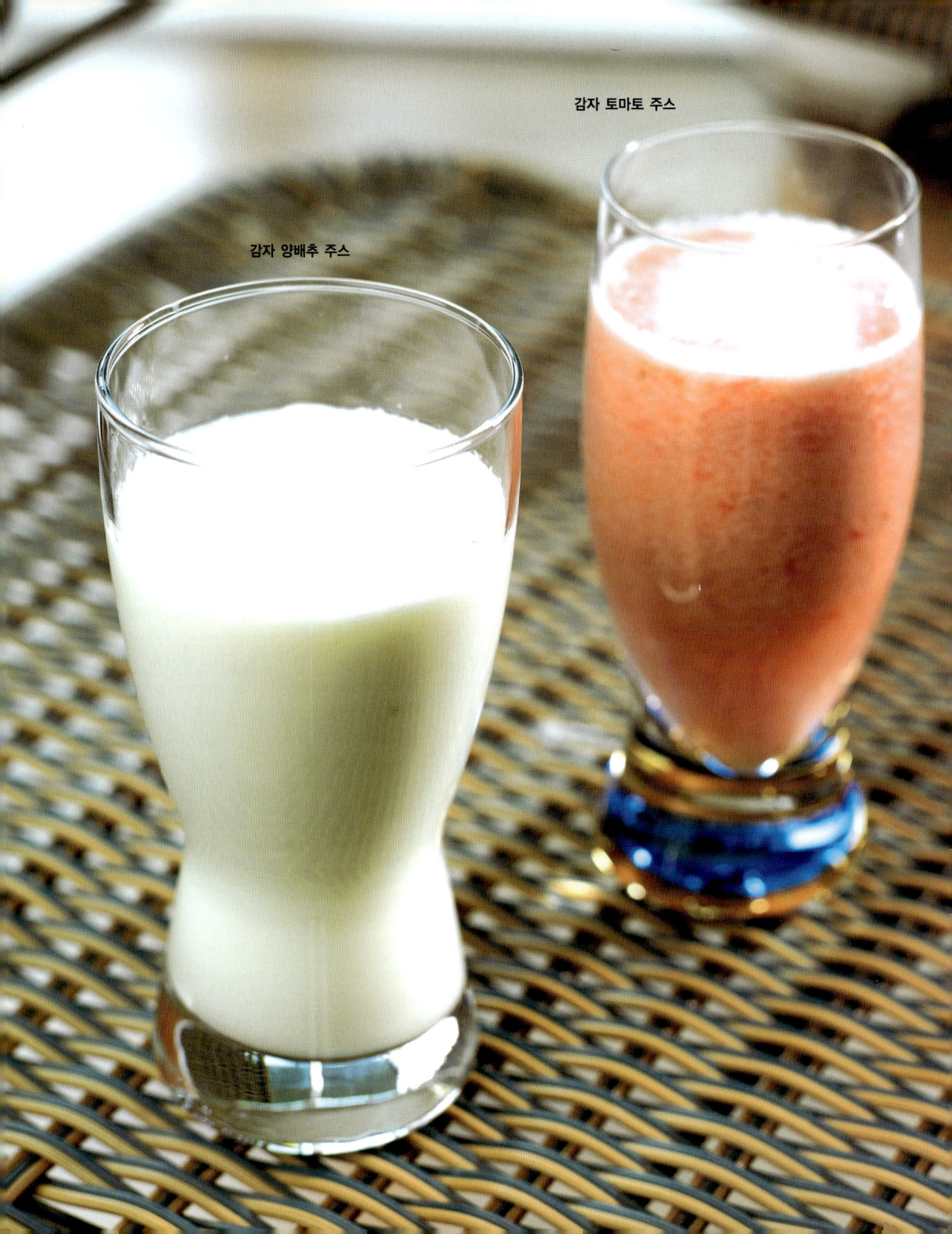

감자 토마토 주스

감자 양배추 주스

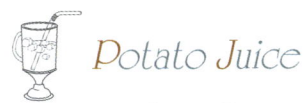 *Potato Juice*

감자 건강 주스

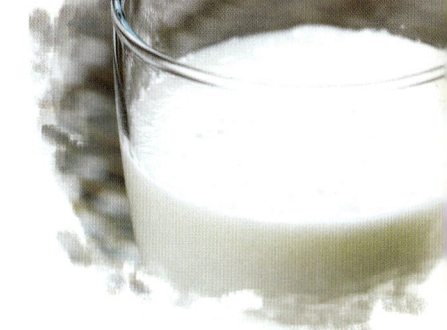

 + 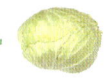 ----• 감자 양배추 주스

재 료

감자 1개
(중간 크기)
양배추 1잎
사과 1/2 개
우유 1과 1/2 컵
(300 mL)
꿀 1큰술

만드는 방법

1 감자 준비하기 감자는 껍질을 벗기고 얇게 썰어서 준비한다.

2 양배추 준비하기 양배추는 깨끗이 씻어서 준비한다.

3 사과 준비하기 사과는 깨끗이 씻어 씨를 제거하고 껍질째 적당한 크기로 썰어 둔다.

4 주스 완성하기 믹서에 감자, 양배추, 사과, 우유, 꿀을 넣고 곱게 간다.

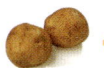 + ----• 감자 토마토 주스

재 료

감자 1개
(중간 크기)
토마토 1개
파인애플 50 g
생수 1컵
꿀 1큰술

만드는 방법

1 감자 준비하기 감자는 중간 크기로 준비해서 껍질을 제거하고 얇게 썰어서 준비한다.

2 토마토 자르기 토마토는 씻어서 꼭지를 제거하고 적당하게 자른다.

3 파인애플 준비하기 파인애플은 껍질을 제거하여 열매살만 준비한다.(통조림을 사용해도 된다.)

4 주스 완성하기 믹서에 감자, 토마토, 파인애플, 생수, 꿀을 넣고 곱게 간다.

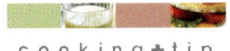
cooking+tip

* 감자를 맛있게 삶는 요령

찬물에 뉴슈거를 1/8 작은술을 넣은 후 감자가 잠길 정도로 물을 붓고 삶는다. 센불로 삶다가 중불에서 익을 때까지 삶는다. 젓가락으로 찔러 다 익었으면 물을 따라내고 센 불로 수분을 증발시킨다.

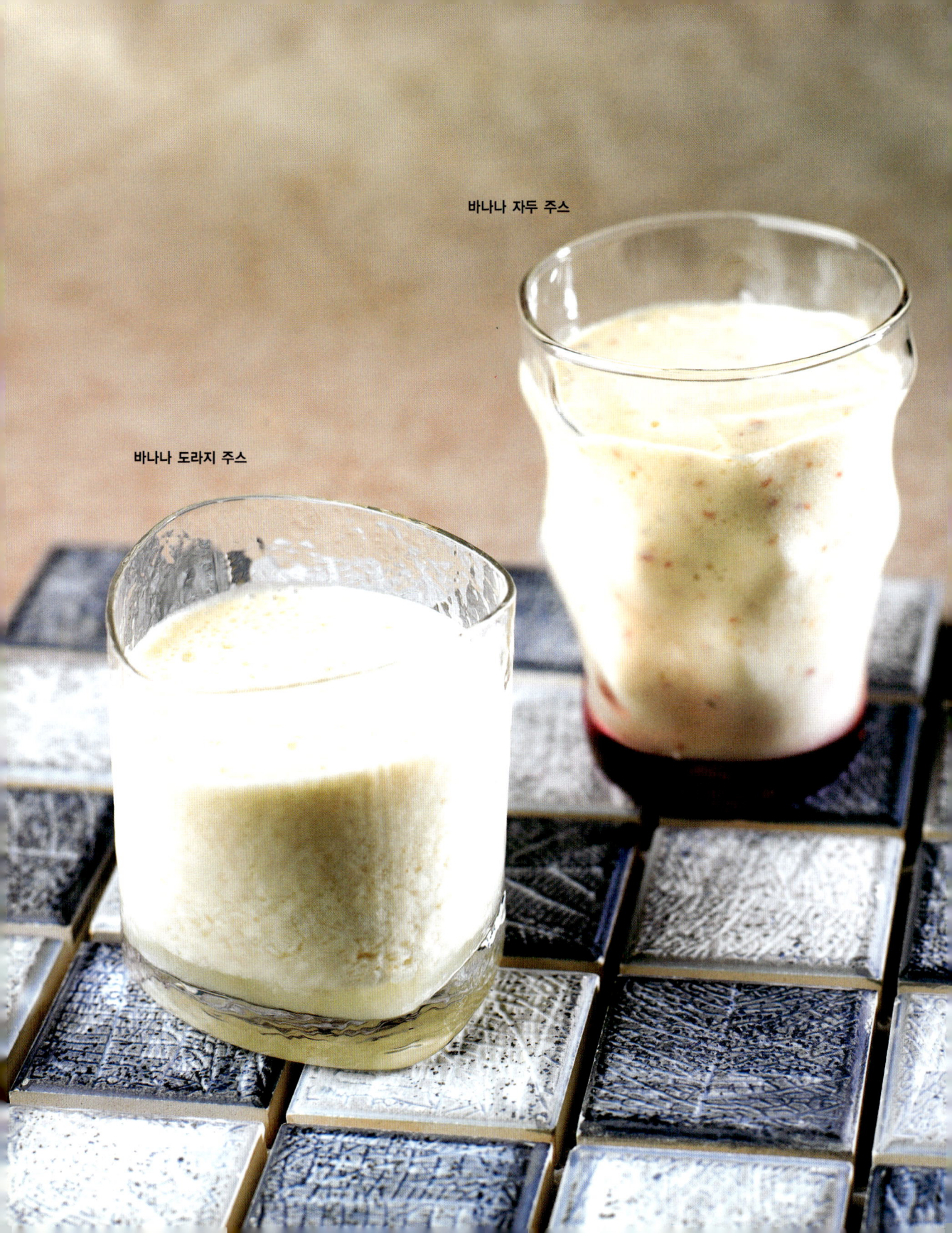

바나나 자두 주스

바나나 도라지 주스

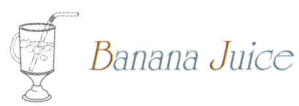

바나나 건강 주스

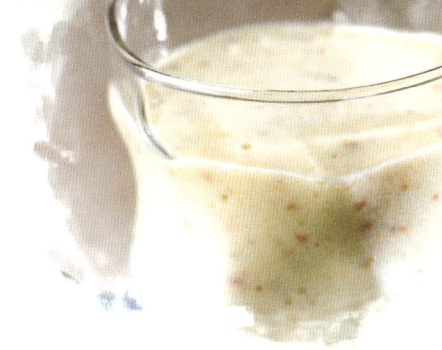

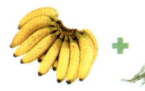 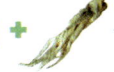 → 바나나 도라지 주스

재 료
바나나 1개
도라지 1뿌리
요구르트 2개
우유 1/2 컵
(100 mL)
꿀 약간
얼음 3조각

만드는 방법

1 **바나나 껍질 제거하기** 바나나는 껍질을 제거하고 적당한 크기로 잘라 둔다.

2 **도라지 씻기** 도라지는 껍질째 솔로 문질러서 깨끗이 씻는다.

3 **주스 완성하기** 믹서에 바나나, 도라지, 요구르트, 우유, 꿀, 얼음을 넣고 갈아 컵에 담아낸다.

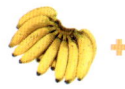 → 바나나 자두 주스

재 료
바나나 1개
자두 2개
파인애플 50 g
우유 1 컵
(200 mL)

만드는 방법

1 **바나나 준비하기** 바나나는 껍질을 벗기고 적당하게 썰어서 준비한다.

2 **자두 준비하기** 자두는 깨끗이 씻어서 반으로 갈라 씨를 제거하고 껍질째 준비한다.

3 **파인애플 준비하기** 파인애플은 껍질과 중앙에 있는 심을 제거하고 열매살만 준비한다.

4 **주스 완성하기** 믹서에 바나나, 자두, 파인애플, 우유를 넣고 갈아서 컵에 담아낸다.

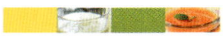

cooking+tip

* **바나나를 오랫동안 보관하는 방법**
바나나는 냉장고에 보관하면 색이 까맣게 변하고 물러져서 먹기가 거북하다. 바나나 껍질을 까서 나무 꼬챙이에 끼워 밀폐용기에 담은 후 얼려서 아이스크림으로 먹으면 좋다.

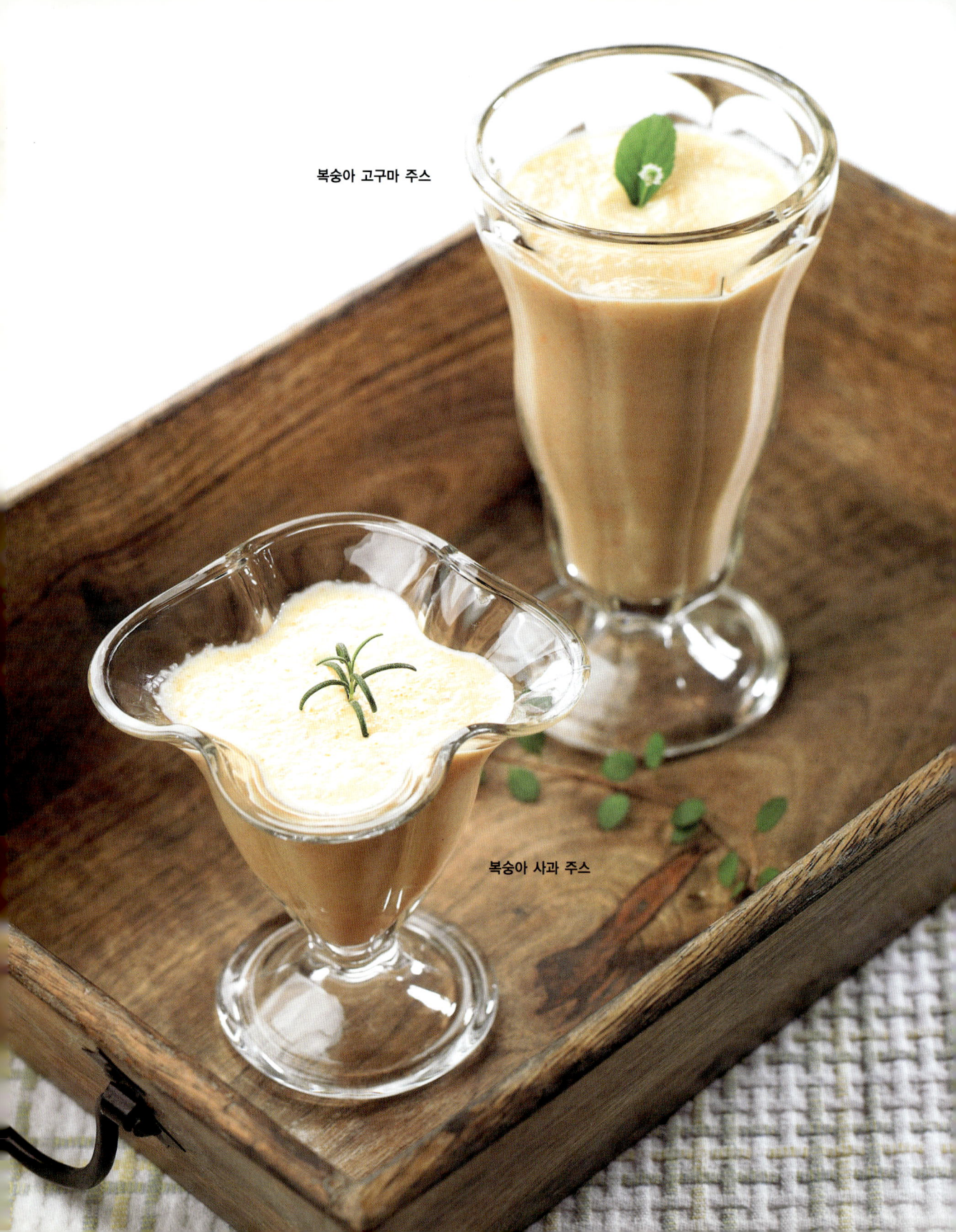

복숭아 고구마 주스

복숭아 사과 주스

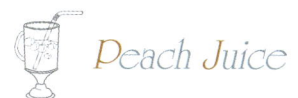 *Peach Juice*

복숭아 건강 주스

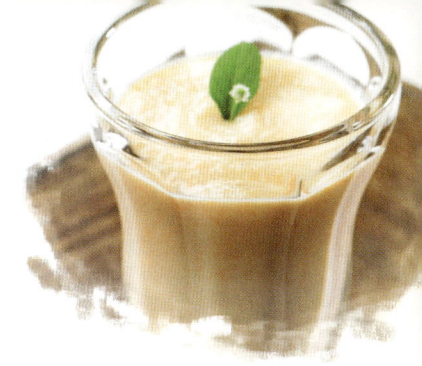

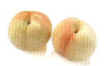 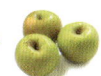 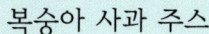 복숭아 사과 주스

재 료
복숭아 1개
사과 1/2개
당근 1/2개
우유 1과 1/2컵
(300 ml)
얼음 3조각
꿀 1큰술

만드는 방법

1 **복숭아 준비하기** 복숭아는 깨끗이 씻어서 껍질을 벗기고 적당하게 잘라 둔다.
2 **사과 준비하기** 사과는 깨끗이 씻어서 씨를 제거하고 껍질째 준비하여 믹스하기 좋게 잘라 둔다.
3 **당근 준비하기** 당근은 깨끗이 씻어서 껍질째 적당하게 썰어 둔다.
4 **주스 완성하기** 믹서에 복숭아, 사과, 당근, 우유, 얼음, 꿀을 넣고 간다.

 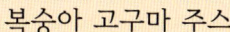 복숭아 고구마 주스

재 료
복숭아 1개
고구마 1개
(중간 크기)
당근 1/2개
우유 1과 1/2컵
(300 ml)
꿀 1큰술

만드는 방법

1 **복숭아 준비하기** 복숭아는 깨끗이 씻어서 껍질을 제거하고 적당하게 잘라 둔다.
2 **고구마 삶기** 고구마는 깨끗이 씻어서 적당하게 잘라서 김이 오른 찜기에 찌거나 냄비에 물을 붓고 삶아서 식힌 뒤 껍질을 제거한다.
3 **당근 준비하기** 당근은 깨끗이 씻어서 껍질째 적당하게 썰어서 준비한다.
4 **주스 완성하기** 믹서에 복숭아, 고구마, 당근, 우유, 꿀을 넣고 간다.

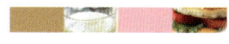

* 복숭아 맛있게 먹는 방법
복숭아는 덜 익은 것은 떫은 맛이 나므로 고르게 잘 익은 것을 고른다. 차갑게 하면 단맛이 떨어지므로 먹기 2시간 전에 냉장고에 넣었다가 꺼내어 시원하게 먹는 것이 좋다.

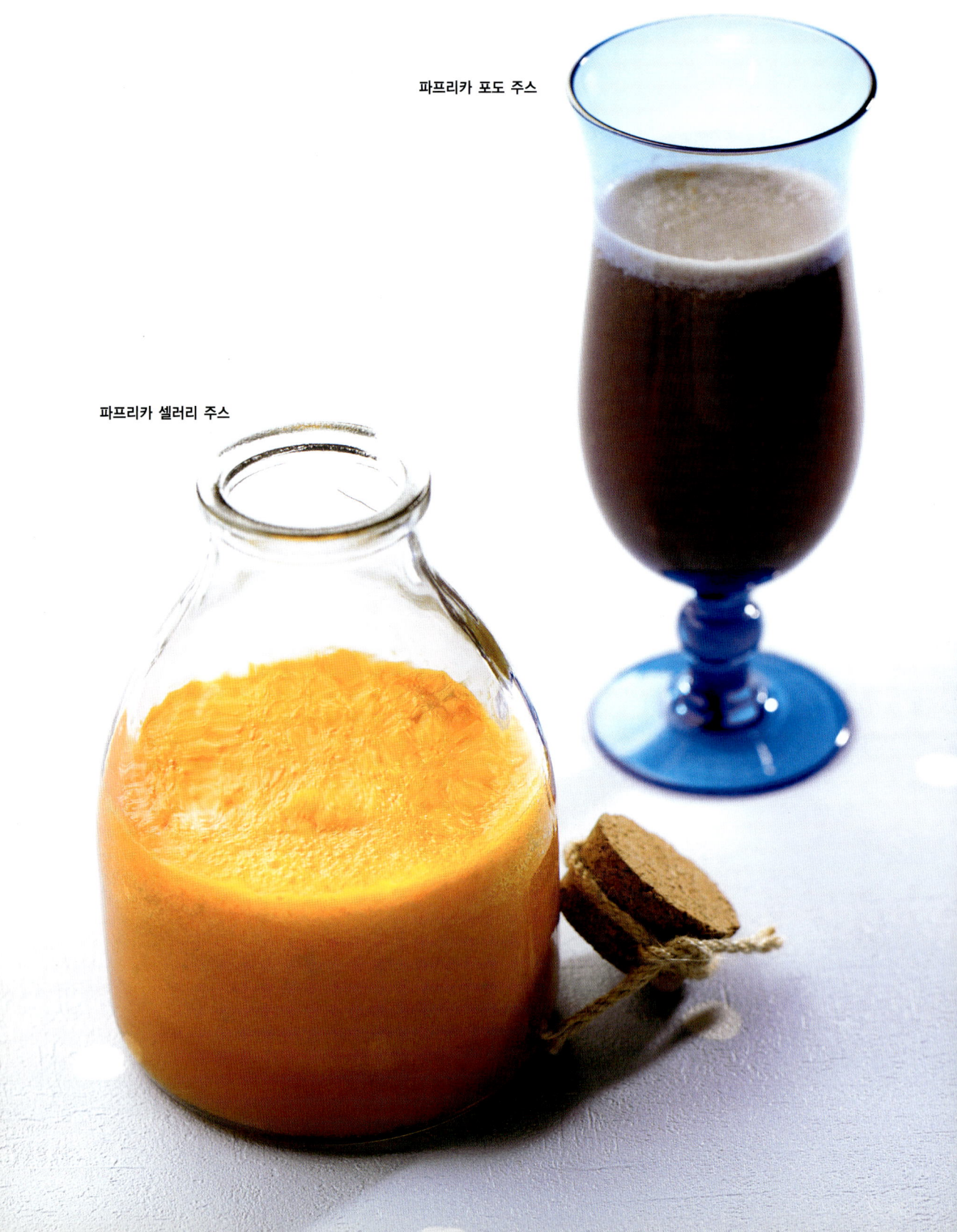

파프리카 포도 주스

파프리카 셀러리 주스

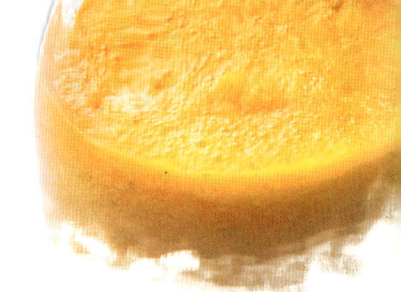

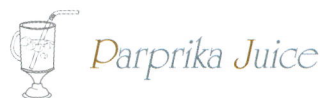
파프리카 건강 주스

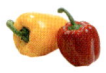 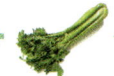   파프리카 셀러리 주스

재료
주황 파프리카 1개
셀러리 1대
사과 1/4개
생수 1과 1/2컵 (300 mL)
꿀 1큰술

만드는 방법

1 **파프리카 씻기** 파프리카는 깨끗이 씻어서 반으로 갈라 씨를 제거한 뒤 믹스하기 적당한 크기로 잘라 둔다.

2 **셀러리 준비하기** 셀러리는 씻어서 줄기에 있는 섬유소를 제거하고 잎과 함께 적당하게 잘라 둔다.

3 **사과 준비하기** 사과는 씻어서 씨를 제거하고 적당하게 잘라 준비한다.

4 **주스 완성하기** 믹서에 파프리카, 셀러리, 사과, 생수, 꿀을 넣고 곱게 갈아서 컵에 담아낸다.

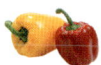   파프리카 포도 주스

재료
붉은 파프리카 1개
포도 1/2송이
배 1/4개
생수 1과 1/2컵
꿀 1큰술
얼음 3조각

만드는 방법

1 **파프리카 준비하기** 파프리카는 깨끗이 씻어서 반으로 갈라 씨를 제거하고 적당하게 썰어 둔다.

2 **포도 씨 제거하기** 포도는 알알이 떼어 깨끗이 씻은 후 반으로 갈라 이쑤시개로 씨를 제거한다.

3 **배 준비하기** 배는 껍질을 벗기고 적당하게 잘라 둔다.

4 **주스 완성하기** 믹서에 파프리카, 포도, 배, 생수, 꿀, 얼음을 넣고 갈아서 컵에 담아낸다.

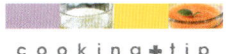

* **파프리카 고르는 방법**
파프리카는 광택이 나고 색이 선명한 것이 좋으며 꼭지가 싱싱하고 열매살이 두꺼운 것이 신선하다.

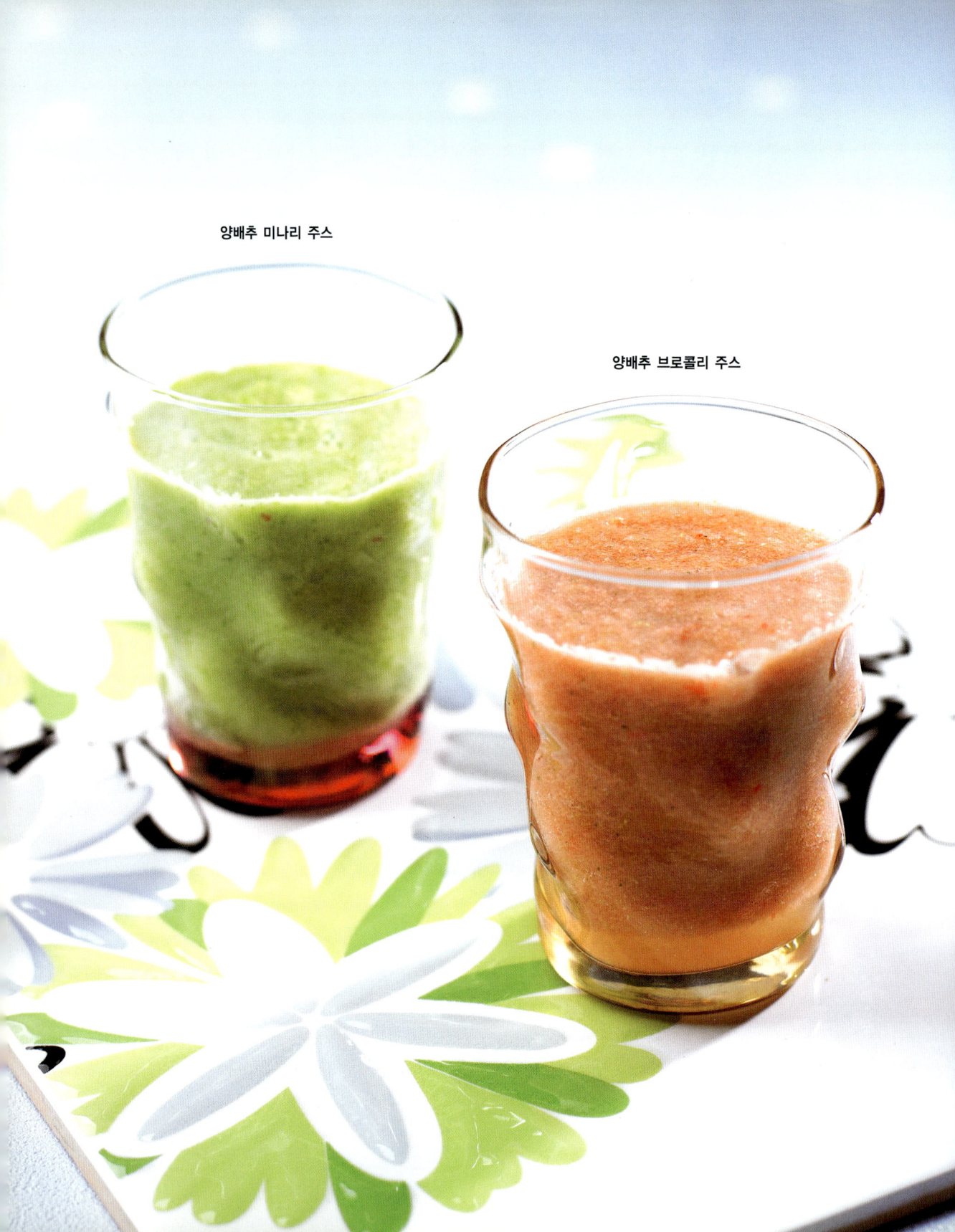

양배추 미나리 주스

양배추 브로콜리 주스

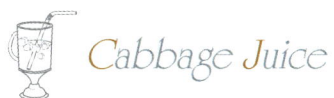

양배추 건강 주스

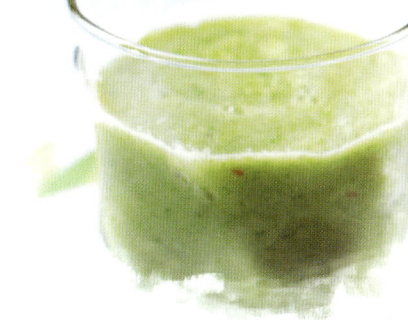

 + 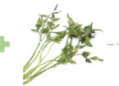 ---- 양배추 미나리 주스

재 료
양배추 2잎
미나리 50 g
사과 1/4 개
요구르트 3병

만드는 방법

1 **양배추 씻기** 양배추는 깨끗이 씻어서 물기를 제거하고 준비한다.
2 **미나리 준비하기** 미나리는 깨끗이 씻어서 준비한다.
3 **사과 씨 제거하기** 사과는 씻어서 씨를 제거하고 껍질째 준비한다.
4 **주스 완성하기** 믹서에 양배추, 미나리, 사과, 요구르트를 넣고 갈아서 컵에 담아낸다.

 +   ---- 양배추 브로콜리 주스

재 료
양배추 2잎
브로콜리 100 g
토마토 1/2 개
생수 1 컵
(200 ml)

만드는 방법

1 **양배추 씻기** 양배추는 씻어서 적당하게 뜯어 둔다.
2 **브로콜리 씻기** 브로콜리는 가닥가닥 떼어서 깨끗이 씻어서 준비한다.
3 **토마토 준비하기** 토마토는 씻어서 믹스하기 적당한 크기로 잘라 둔다.
4 **주스 완성하기** 믹서에 양배추, 브로콜리, 토마토, 생수를 넣고 곱게 간다.

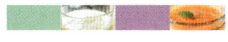

cooking tip

* 양배추 고르는 방법

양배추는 둥근 모양이 좋고 뿌리가 싱싱하며 들었을 때 무게가 무거운 것이 좋다. 반으로 잘랐을 때 속이 치밀해야 하고 겉잎이 녹색에 깨끗한 것이 좋다.

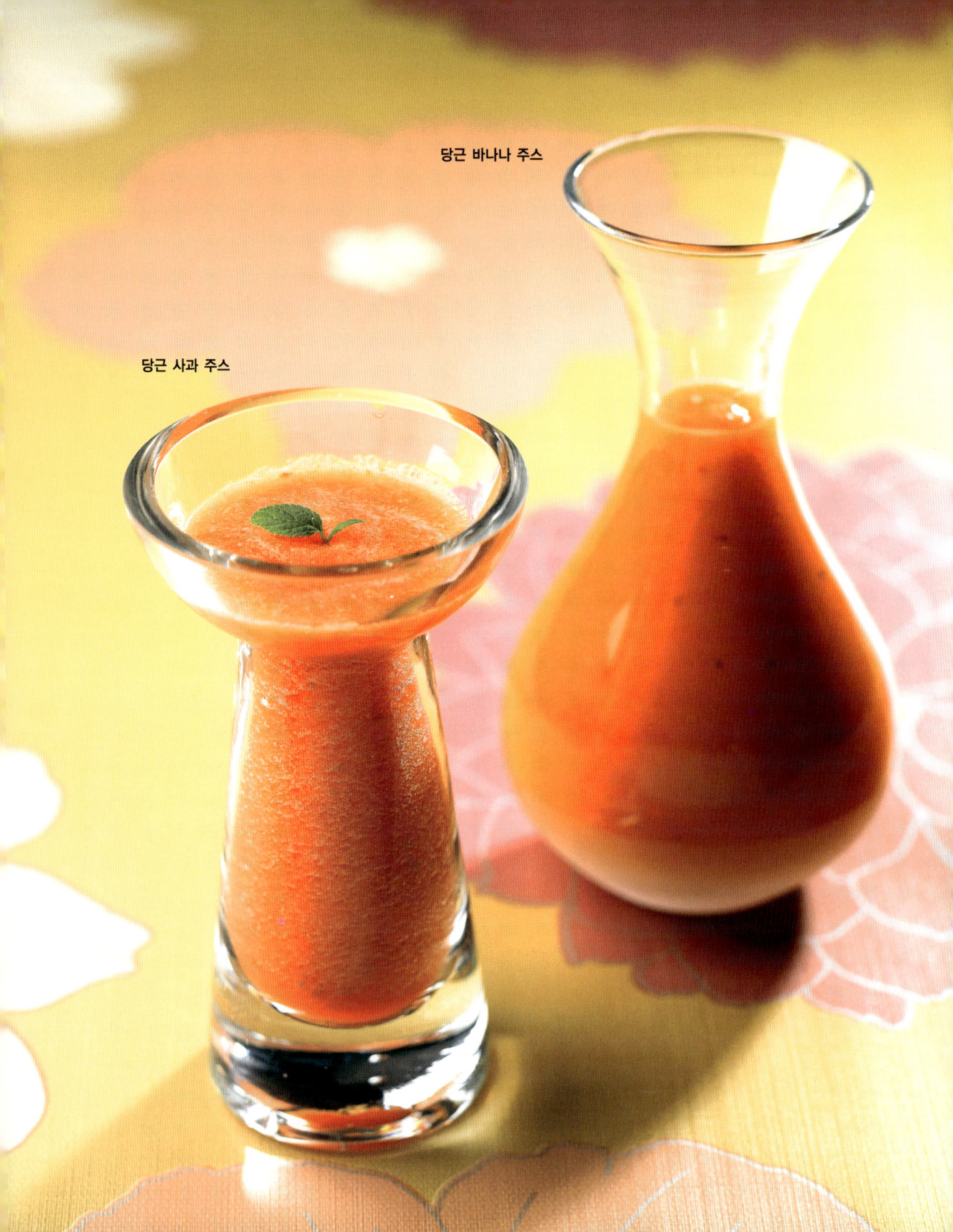
당근 바나나 주스

당근 사과 주스

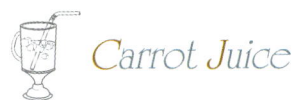

Carrot Juice
당근 건강 주스

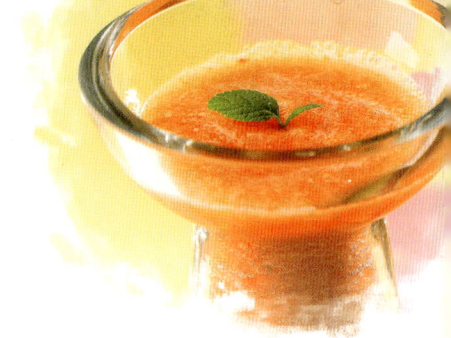

 + 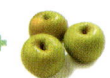 ── 당근 사과 주스

재 료
당근 1개
사과 1/2개
토마토 1/2개
생수 1컵
(200 mL)
얼음 3조각
꿀 1큰술

만드는 방법

1. **당근 씻기** 당근은 껍질째 깨끗이 씻어서 적당하게 썬다.
2. **사과 준비하기** 사과는 깨끗이 씻어서 씨를 제거하고 껍질째 준비한다.
3. **토마토 씻기** 토마토는 깨끗이 씻어서 적당하게 잘라 둔다.
4. **주스 완성하기** 믹서에 당근, 사과, 토마토, 생수, 얼음, 꿀을 넣고 갈아서 컵에 담아 낸다.

 + 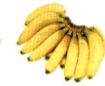 ── 당근 바나나 주스

재 료
당근 1개
바나나 1/2개
고구마 1/2개
생수 1과 1/2컵
(300 mL)
꿀 1큰술

만드는 방법

1. **당근 씻기** 당근은 껍질째 깨끗이 씻어서 적당한 크기로 잘라 둔다.
2. **바나나 껍질 벗기기** 바나나는 껍질을 벗기고 준비한다.
3. **고구마 삶기** 고구마는 냄비에 물과 함께 넣고 익을 때까지 삶아 식힌 다음 껍질을 제거한다.
4. **주스 완성하기** 믹서에 당근, 바나나, 고구마, 생수, 꿀을 넣고 갈아서 컵에 담아낸다.

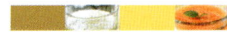

cooking tip

***당근 고르는 방법**
　당근은 색은 짙고 선명한 것이 좋고 껍질에 상처가 없어야 한다. 실온 또는 냉장 보관이 가능하고 신문에 싸서 보관하면 오래 저장할 수 있다. 가운데 심이 없는 것이 좋은데 머리 부분이 불룩 튀어나와 있으면 심이 있는 것이므로 고르지 않는 것이 좋다.

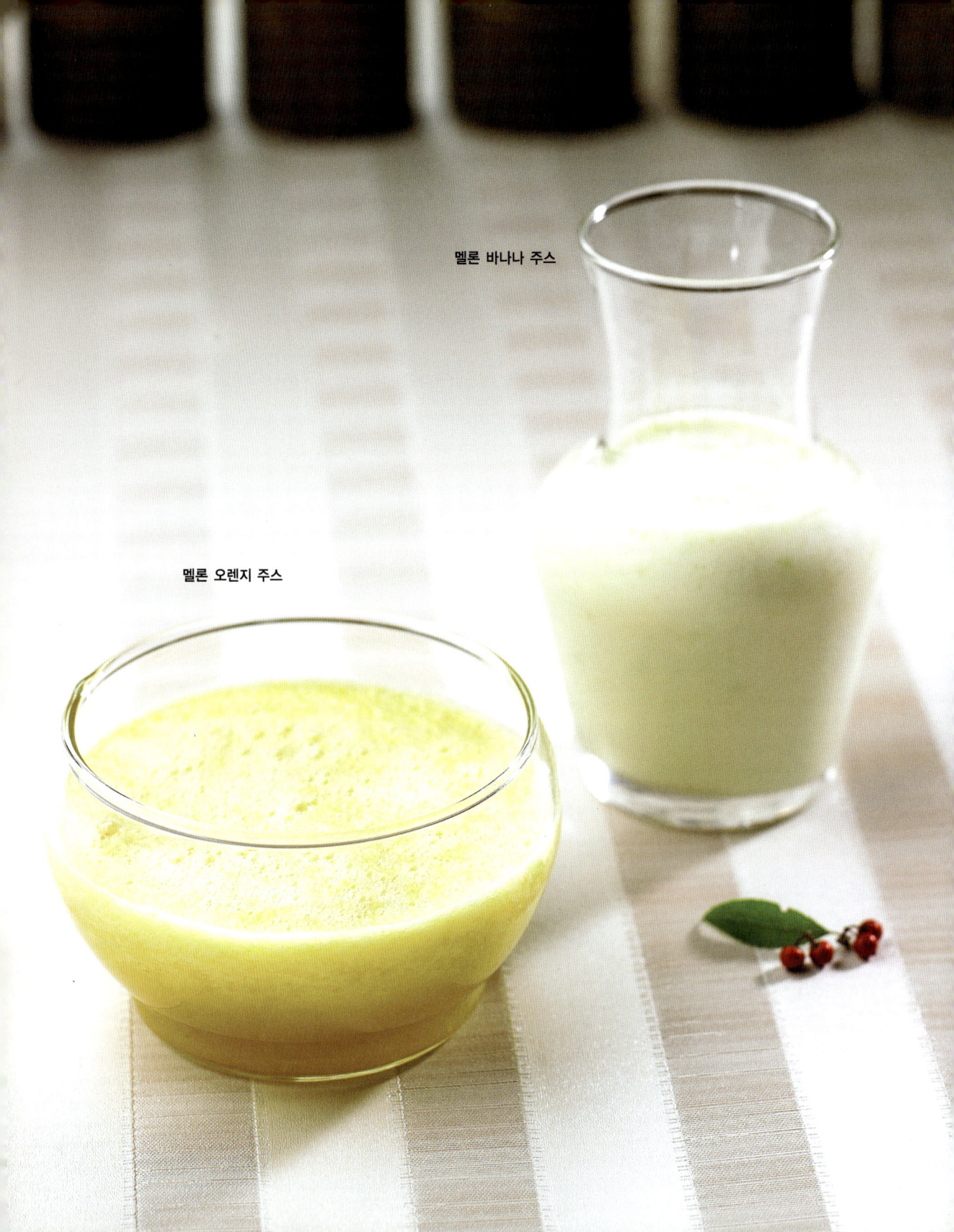

멜론 바나나 주스

멜론 오렌지 주스

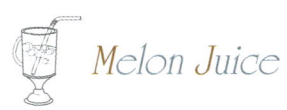

멜론 건강 주스

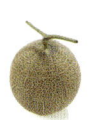 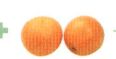

멜론 오렌지 주스

재료
멜론 200 g
오렌지 1개
생수 1컵
얼음 3조각
꿀 1큰술

만드는 방법

1 **멜론 준비하기** 멜론 껍질을 제거하고 열매살만 준비한다.
2 **오렌지 껍질 제거하기** 오렌지는 씻어서 껍질을 제거하고 열매살만 준비한다.
3 **주스 완성하기** 믹서에 멜론, 오렌지, 생수, 얼음, 꿀을 한꺼번에 넣고 간다.

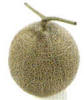 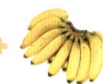

멜론 바나나 주스

재료
멜론 200 g
바나나 1/2 개
사과 1/4 개
우유 1컵
(200 mL)
얼음 3조각

만드는 방법

1 **멜론 열매살 준비하기** 멜론 껍질을 벗기고 열매살만 준비한다.
2 **바나나 준비하기** 바나나는 껍질을 벗기고 준비한다.
3 **사과 씻기** 사과는 깨끗이 씻어서 씨를 제거하고 껍질째 준비한다.
4 **주스 완성하기** 믹서에 멜론, 바나나, 사과, 우유, 얼음을 넣고 갈아서 컵에 담아낸다.

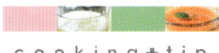

*** 멜론 고르는 방법**

멜론은 껍질의 그물 모양이 선명한 것이 좋고 손으로 아래쪽을 눌렀을 때 약간 말랑한 것이 제일 맛있다. 껍질이 푸른색을 띠면 수확한 직후로 당도가 떨어지므로 상온에서 숙성시킨 후 신문에 싸서 냉장보관하는 것이 좋다.

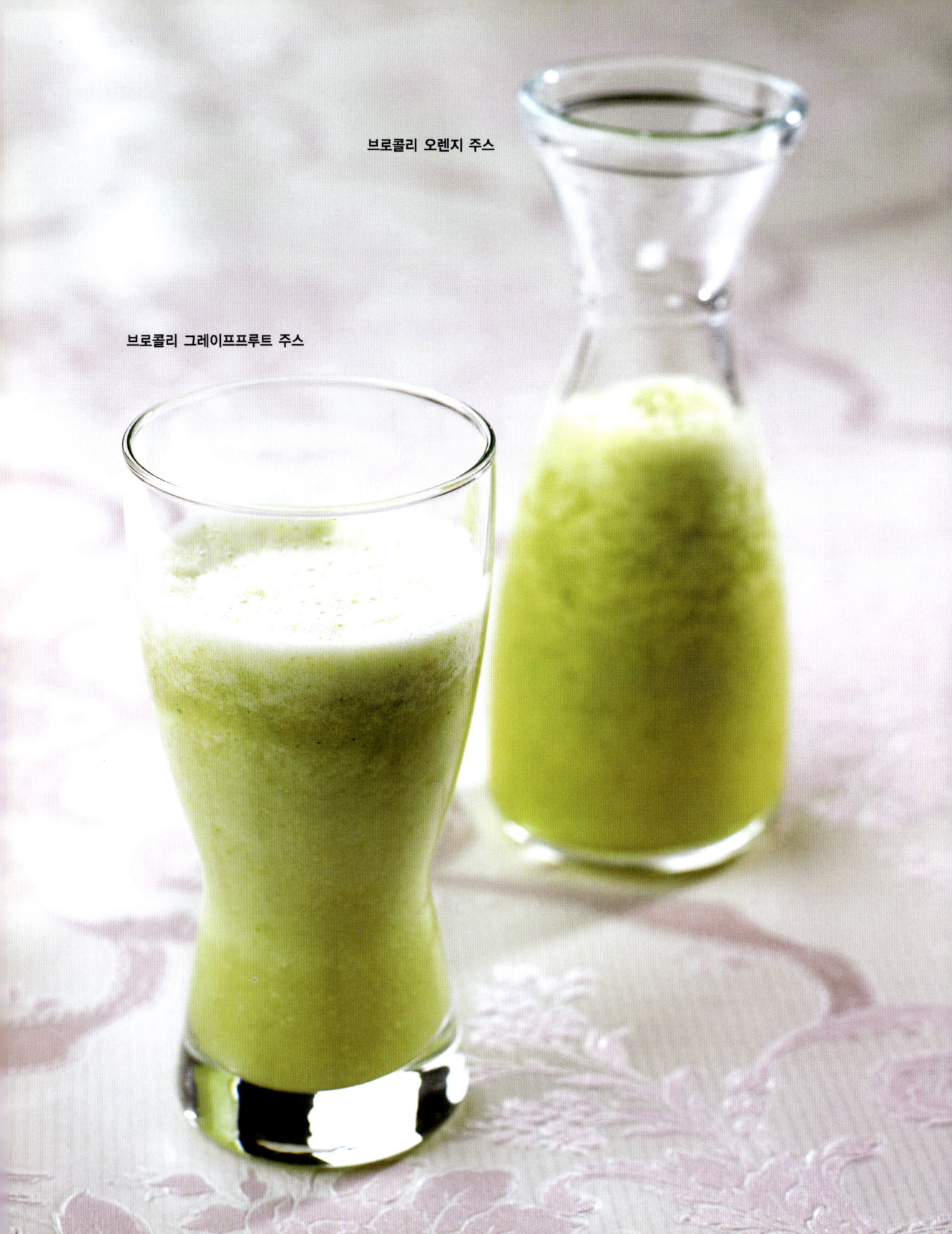

브로콜리 오렌지 주스

브로콜리 그레이프프루트 주스

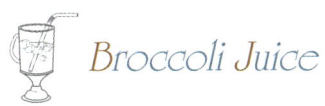

브로콜리 건강 주스

 + 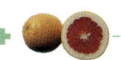 ----- 브로콜리 그레이프프루트 주스

재 료

브로콜리 200 g
그레이프프루트 1/2 개
생수 1 컵 (200 mL)
꿀 2 큰술
얼음 3 조각

만드는 방법

1 **브로콜리 준비하기** 브로콜리는 가닥가닥 떼어 씻어서 물기를 제거한다.
2 **그레이프프루트 준비하기** 그레이프프루트는 깨끗이 씻어서 껍질을 벗기고 열매살만 준비하여 잘라 둔다.
3 **주스 완성하기** 믹서에 브로콜리, 그레이프프루트, 생수, 꿀, 얼음을 넣고 곱게 갈아서 컵에 담아낸다.

 + 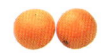 ----- 브로콜리 오렌지 주스

재 료

브로콜리 200 g
오렌지 1/2 개
사과 1/4 개
생수 1 컵 (200 mL)
꿀 1 큰술
얼음 3 조각

만드는 방법

1 **브로콜리 준비하기** 브로콜리는 가닥가닥 떼어서 꼼꼼히 씻어 물기를 제거한다.
2 **오렌지 열매살 준비하기** 오렌지는 깨끗이 씻어서 껍질을 제거한 뒤 열매살만 준비한다.
3 **사과 씨 제거하기** 사과는 껍질째 씻어서 씨를 제거한 뒤 준비한다.
4 **주스 완성하기** 믹서에 브로콜리, 오렌지, 사과, 생수, 꿀, 얼음을 넣고 곱게 간다.

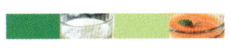

* **싱싱한 브로콜리 고르는 방법**

브로콜리는 꽃봉오리가 수북하여야 하고 꽃이 피지 않고 짙은 녹색이 좋으며 줄기가 짧고 눌러보아 단단한 것이 좋다.

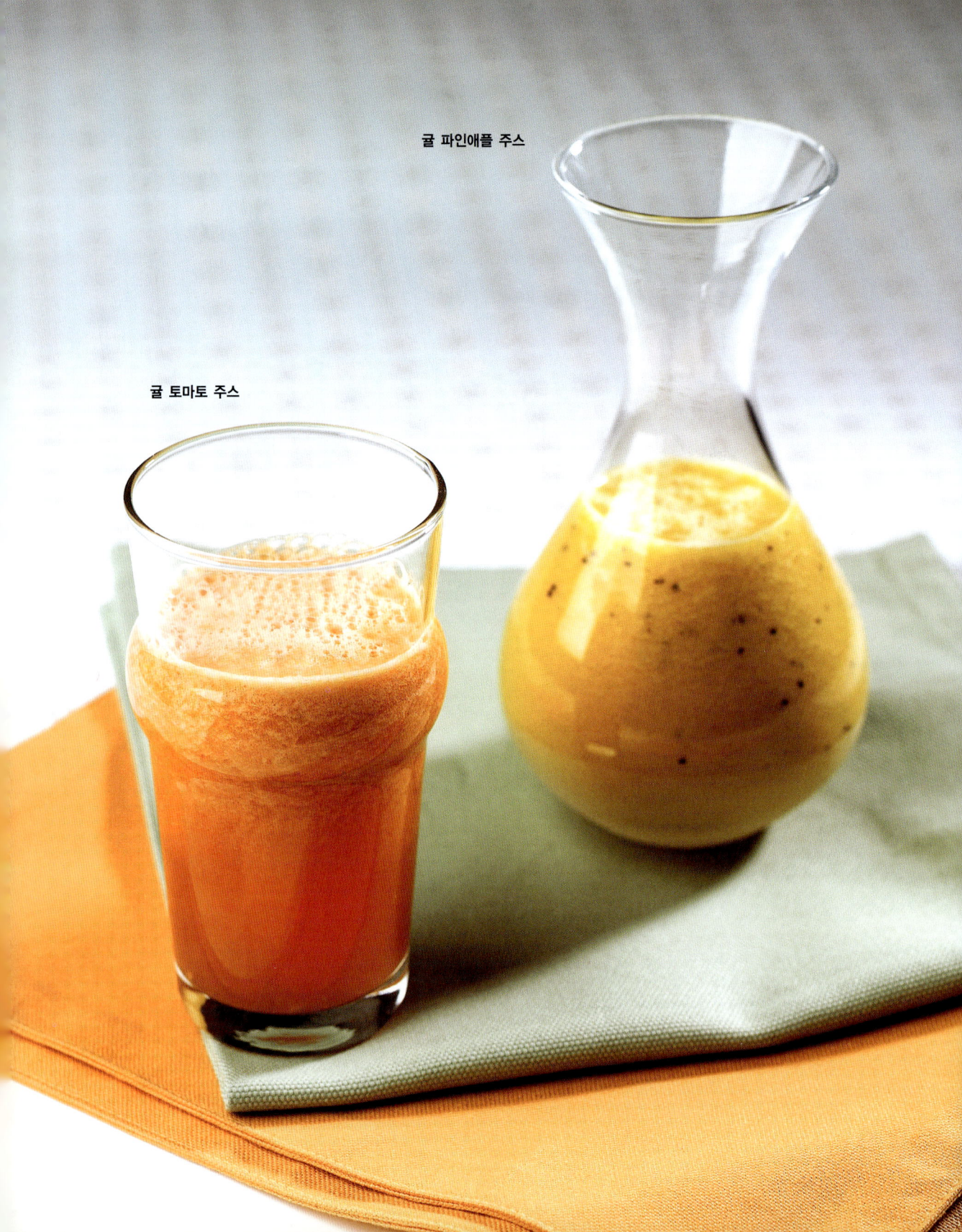

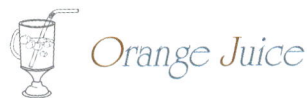
귤 건강 주스

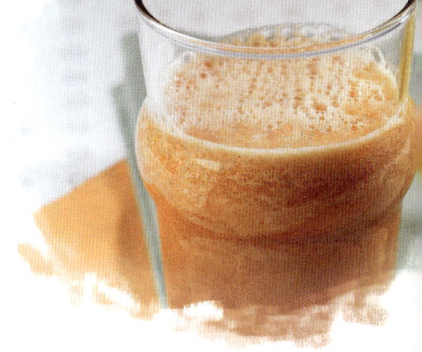

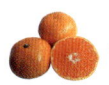 + 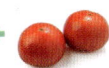 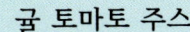 귤 토마토 주스

재 료

귤 2개
토마토 1개
생수 1컵
(200 mL)
꿀 1큰술
얼음 3조각

만드는 방법

1 귤 껍질 벗기기 귤은 껍질을 벗겨서 열매살만 준비한다.

2 토마토 준비하기 토마토는 깨끗이 씻어서 꼭지를 따고 적당한 크기로 잘라 둔다.

3 주스 완성하기 믹서에 귤, 토마토, 생수, 꿀, 얼음을 넣고 갈아서 컵에 담아낸다.

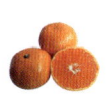 + 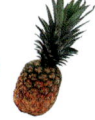 귤 파인애플 주스

재 료

귤 2개
파인애플 50 g
키위 1/2개
생수 1컵
(200 mL)
꿀 1큰술
얼음 3조각

만드는 방법

1 귤 껍질 벗기기 귤은 껍질을 벗겨서 열매살만 준비한다.

2 파인애플 열매살 준비하기 파인애플은 껍질을 벗기고 열매살만 준비한다.

3 키위 준비하기 키위는 껍질을 벗기고 열매살만 준비한다.

4 주스 완성하기 믹서에 귤, 파인애플, 키위, 생수, 꿀, 얼음을 넣고 갈아서 컵에 담아낸다.

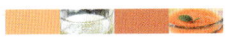

＊ 맛있는 귤 고르는 방법

귤은 껍질이 얇고 단단하며 무거운 느낌이 나는 것이 열매살이 탱탱하고 신선하다. 또 색은 진하고 선명한 오렌지색을 띠는 것이 좋다.

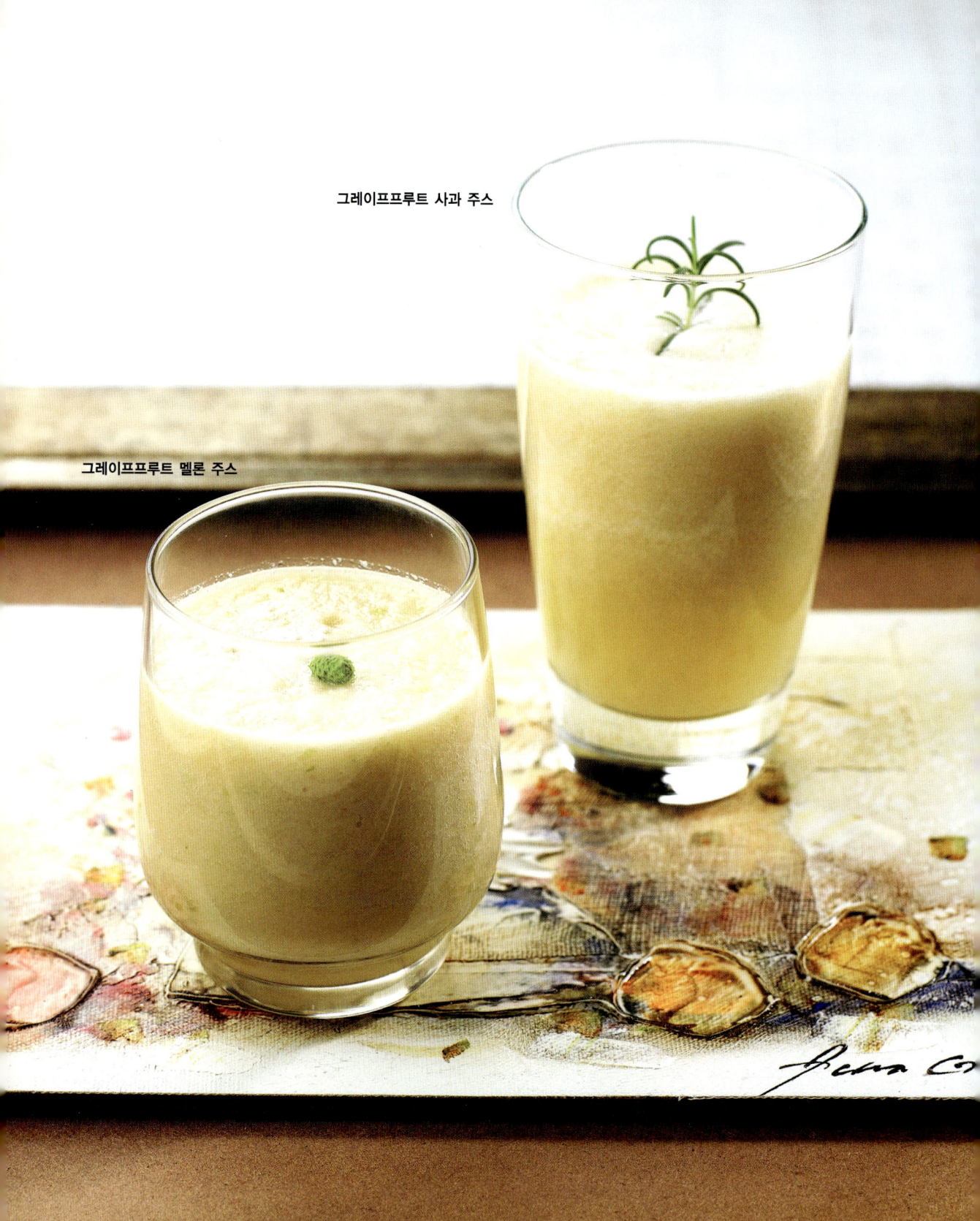

그레이프프루트 사과 주스

그레이프프루트 멜론 주스

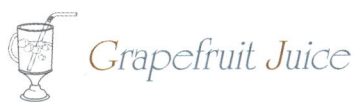
그레이프루트 건강 주스

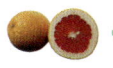 + 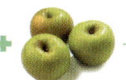   **그레이프루트 사과 주스**

재 료

그레이프루트 1/2 개
사과 1/2 개
파인애플 50 g
요구르트 2병
꿀 1큰술

만드는 방법

1 **그레이프루트 준비하기** 그레이프루트는 깨끗이 씻어서 껍질을 벗기고 열매살만 준비한다.
2 **사과 준비하기** 사과는 깨끗이 씻어 씨를 제거하고 껍질째 준비한다.
3 **파인애플 준비하기** 파인애플은 껍질과 심을 제거하고 열매살만 준비한다.
4 **주스 완성하기** 믹서에 그레이프루트, 사과, 파인애플, 요구르트, 꿀을 넣고 갈아서 컵에 담아낸다.

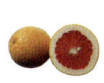 + 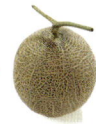   **그레이프루트 멜론 주스**

재 료

그레이프루트 1/2 개
멜론 200 g
배 1/4 개
생수 1컵 (200 mL)
꿀 1큰술

만드는 방법

1 **그레이프루트 준비하기** 그레이프루트는 깨끗이 씻어서 껍질을 벗기고 열매살만 준비한다.
2 **멜론 준비하기** 멜론 껍질과 씨를 제거하고 열매살만 준비한다.
3 **배 준비하기** 배는 껍질과 씨를 제거하고 열매살만 준비한다.
4 **주스 완성하기** 믹서에 그레이프루트, 멜론, 배, 생수, 꿀을 넣고 간다.

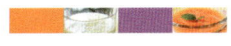

* 그레이프루트 고르는 방법

그레이프루트는 모양이 고르게 둥글고 묵직한 것이 열매살이 탱탱하며 눌렀을 때 모양이 변하지 않는 것이 좋다. 새콤달콤하면서 약간의 쓴 맛이 있으며, 흰색과 붉은색의 열매살 중 붉은색이 더 달다.

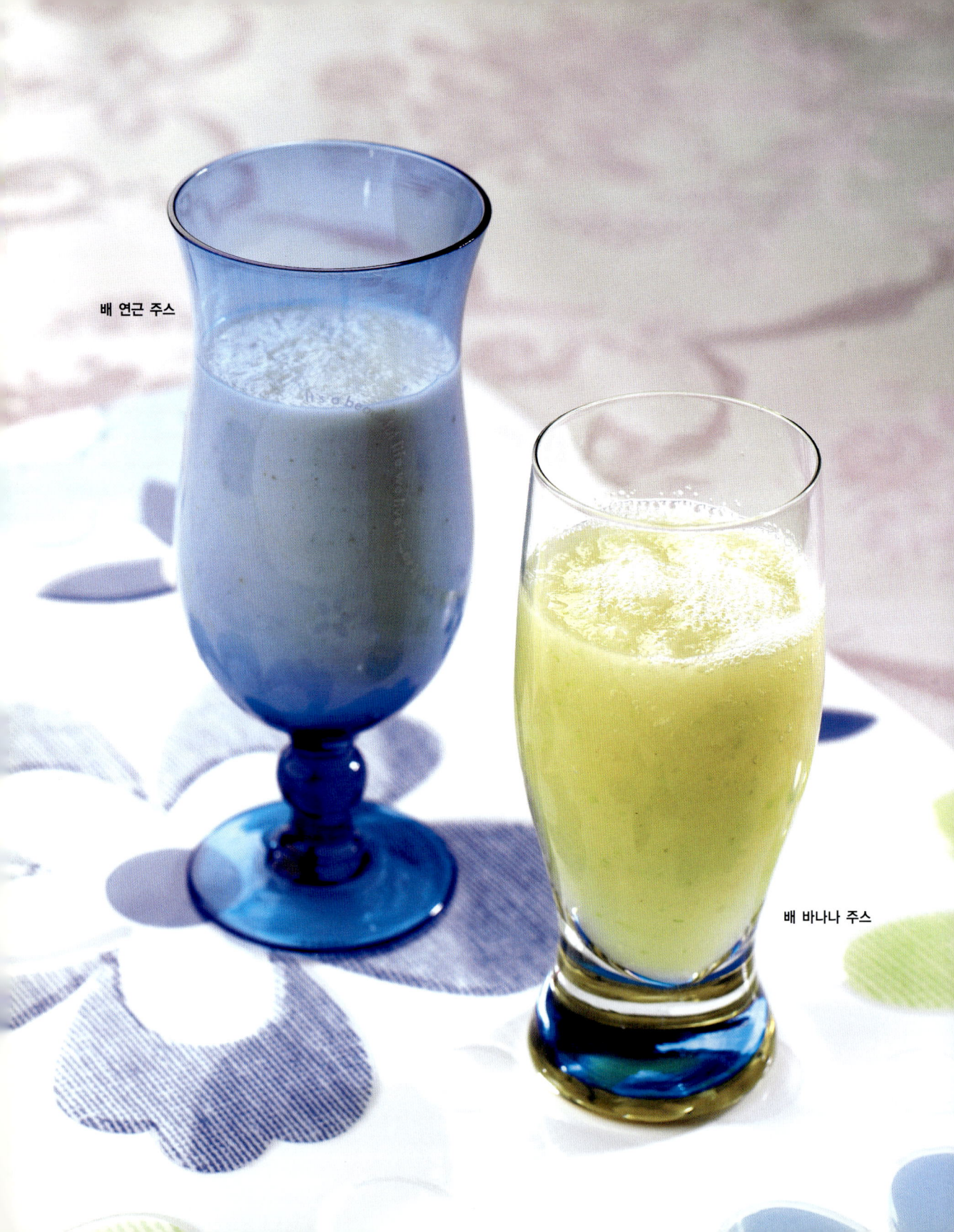

배 연근 주스

배 바나나 주스

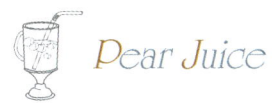 Pear Juice

배 건강 주스

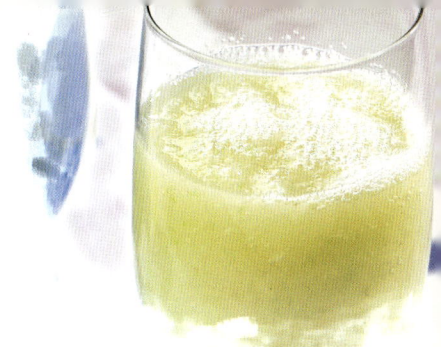

 + 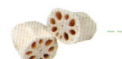 ------● 배 연근 주스

재 료
배 1/2 개
연근 100 g
사과 1/4 개
생수 1/2 컵
얼음 3조각
꿀 2큰술

만드는 방법

1 **배 준비하기** 배는 껍질과 씨를 제거하고 열매살을 준비하여 적당한 크기로 잘라 둔다.

2 **연근 씻기** 연근은 껍질째 깨끗이 씻어서 잘라 둔다.

3 **사과 준비하기** 사과는 깨끗이 씻어 씨를 제거한 뒤 껍질째 준비한다.

4 **주스 완성하기** 믹서에 배, 연근, 사과, 생수, 얼음, 꿀을 넣고 갈아서 컵에 담아낸다.

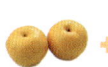 + 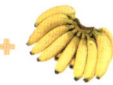 ------● 배 바나나 주스

재료
배 1/2개
바나나 1개
우유 1컵
(200mL)

만드는 방법

1 **배 준비하기** 배는 껍질과 씨를 제거하고 열매살만 준비하여 잘라 둔다.

2 **바나나 준비하기** 바나나는 껍질을 벗기고 열매살만 준비한다.

3 **주스 완성하기** 믹서에 배, 바나나, 우유를 넣고 곱게 간다.

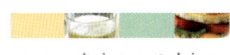

* **바나나 잼 만들기**

껍질을 벗긴 바나나를 약간의 물과 함께 냄비에 넣고 끓이다가 가끔 나무주걱으로 으깨어 준다. 수분이 어느 정도 날아가고 바나나가 으깨어지면 설탕과 레몬즙을 넣고 걸쭉하게 끓인다. 윤기가 나면 불을 끄고 식혀서 냉장 보관한다. 완성된 바나나 잼은 플레인 요구르트에 섞어 먹거나 빵에 발라 먹으면 좋다.

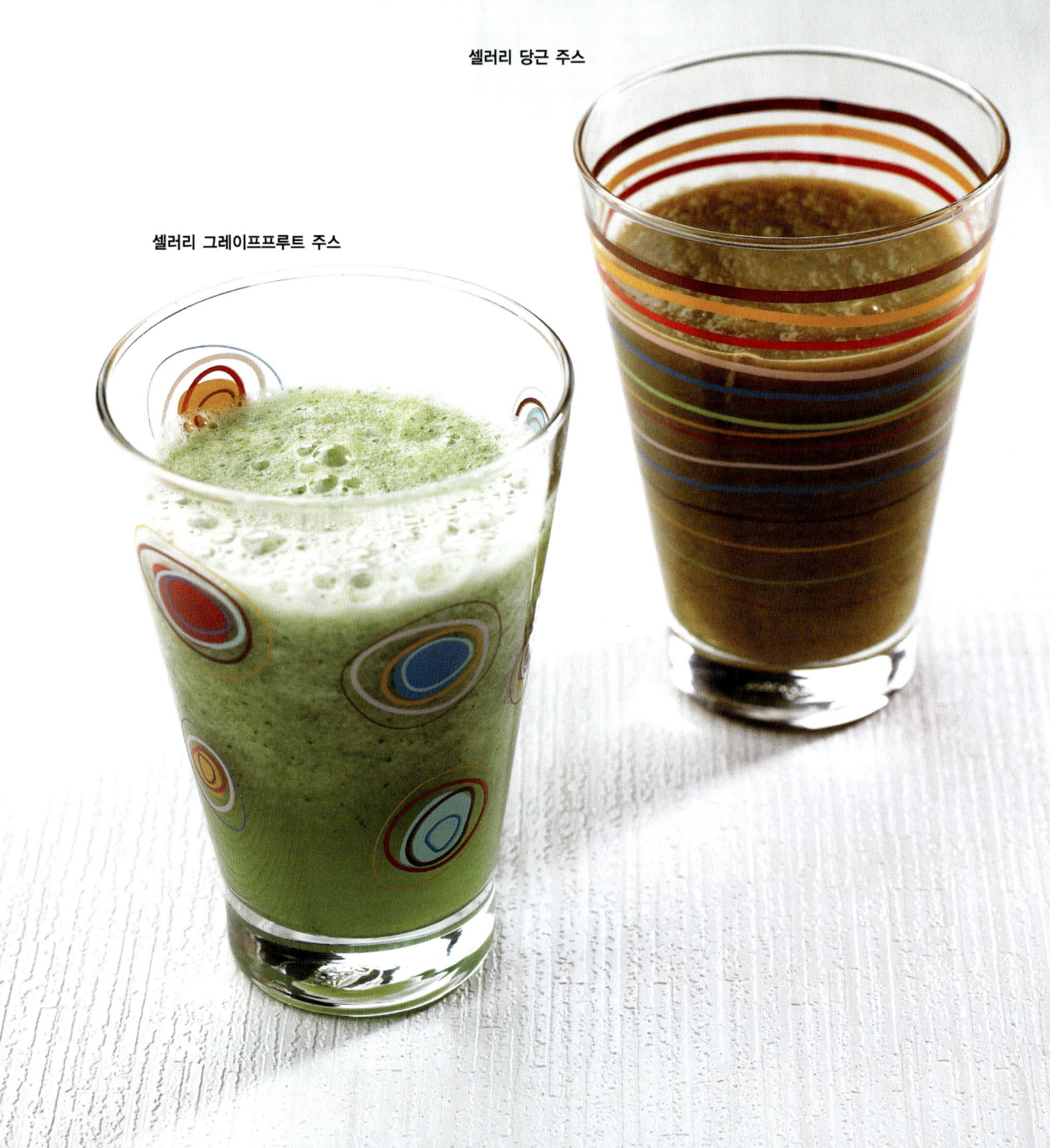

셀러리 당근 주스

셀러리 그레이프프루트 주스

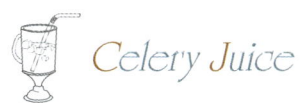
셀러리 건강 주스

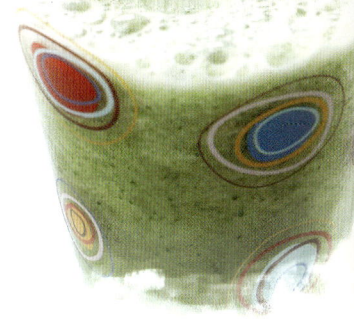

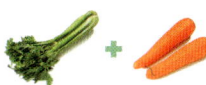 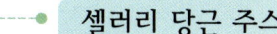 셀러리 당근 주스

재 료

셀러리 1대
(100 g)
당근 1/2 개
(100 g)
사과 1/4 개
생수 1컵
(200 mL)
꿀 1큰술

만드는 방법

1. **셀러리 준비하기** 셀러리는 씻어서 줄기에 있는 섬유질을 제거하고 잎과 줄기를 함께 준비한다.
2. **당근 준비하기** 당근은 껍질째 깨끗이 씻어서 적당하게 잘라 둔다.
3. **사과 준비하기** 사과는 깨끗이 씻어서 씨를 제거하고 껍질째 준비한다.
4. **주스 완성하기** 믹서에 셀러리, 당근, 사과, 생수, 꿀을 넣어 갈아서 컵에 담아낸다.

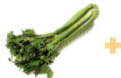 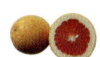 셀러리 그레이프프루트 주스

재 료

셀러리 1대
(100 g)
그레이프프루트
1/2 개
배 1/4 개
생수 1컵
(200 g)
꿀 1큰술

만드는 방법

1. **셀러리 준비하기** 셀러리는 씻어서 줄기에 있는 섬유질을 제거하고 잎과 줄기를 함께 준비한다.
2. **그레이프프루트 준비하기** 껍질을 제거하고 열매살만 준비한다.
3. **배 준비하기** 배는 껍질과 씨를 제거한 뒤 열매살만 준비한다.
4. **주스 완성하기** 믹서에 셀러리, 그레이프프루트, 배, 생수, 꿀을 함께 넣고 곱게 간다.

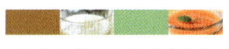

* **셀러리 먹는 방법**

셀러리 껍질에 있는 섬유질은 소화를 방해하므로 벗겨서 먹는 것이 좋다. 피클 담을 때 셀러리를 넣으면 피클의 향을 더해 준다. 생으로 밀폐용기나 지퍼백에 담고 냉동보관해도 된다.

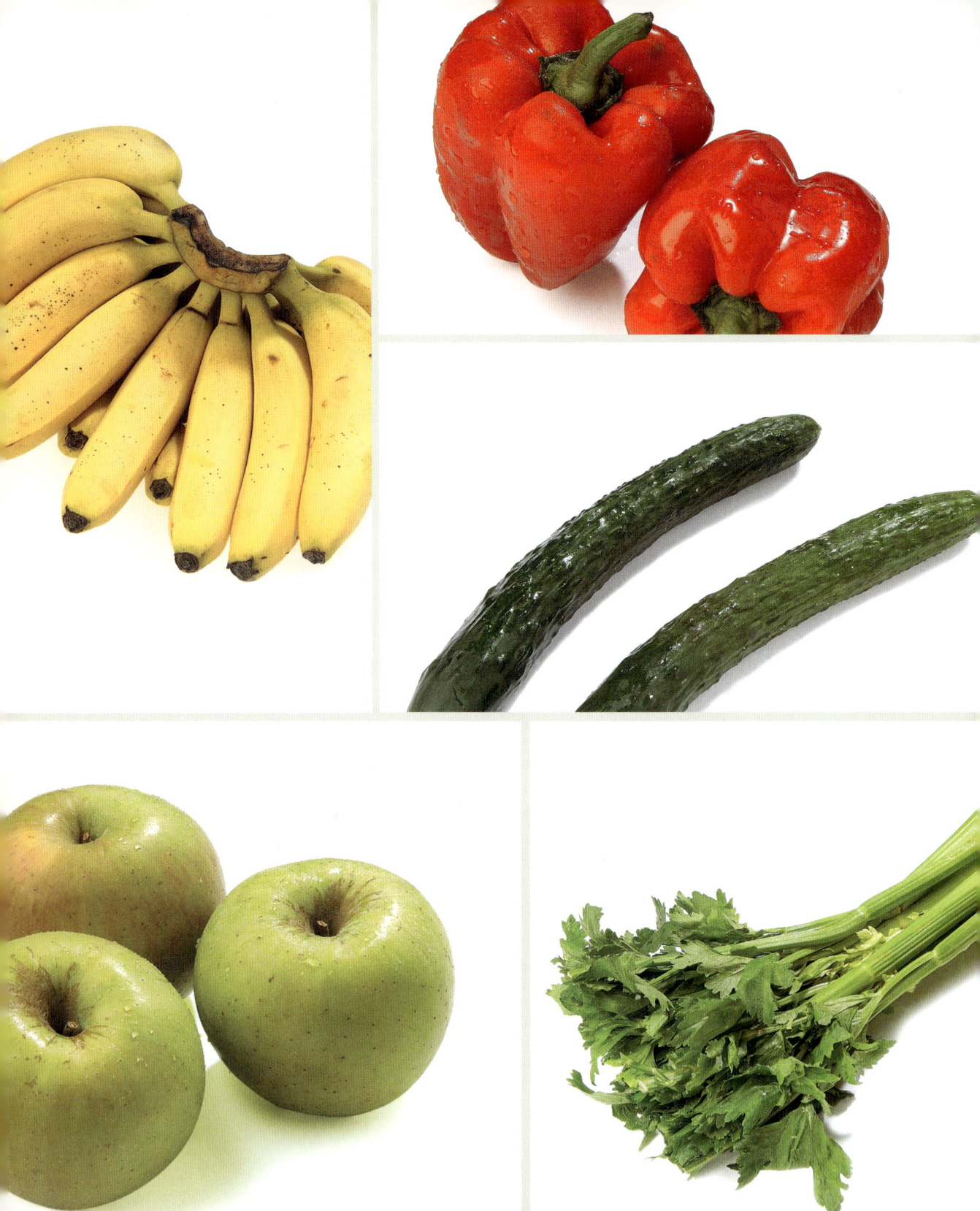

Part 03

fruit & vegetables

부 록

사과 | 수박 | 오이 | 마 | 토마토 | 포도 | 키위 | 단호박 | 감자 | 바나나 | 복숭아
파프리카 | 양배추 | 당근 | 멜론 | 브로콜리 | 귤 | 그레이프프루트 | 배 | 셀러리

20가지 과일·채소의 효능

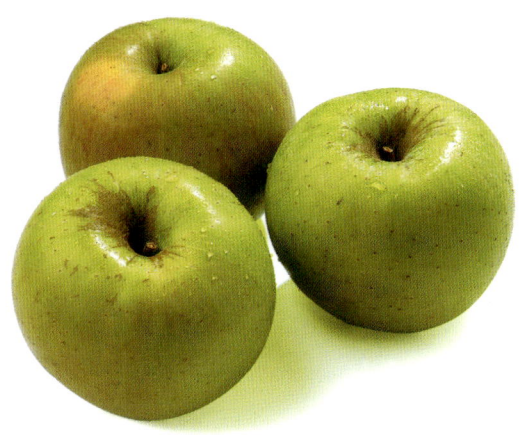

사 과

체내에 축적된 과다한 나트륨은 혈압을 상승시키는데, 사과에 들어 있는 풍부한 칼륨은 나트륨과의 균형을 유지하고 혈압을 조절하며 동맥경화 예방에 효과적이다.

따라서, 하루에 1875~5625mg의 칼륨을 섭취하여야 하는 고혈압 환자들에게는 더 없이 좋은 식품이다.

또, 사과 껍질에는 펙틴과 미네랄이 풍부하여 나쁜 콜레스테롤인 LDL의 수치를 내려주고 장운동을 원활하게 해준다.

apple

수 박

watermelon

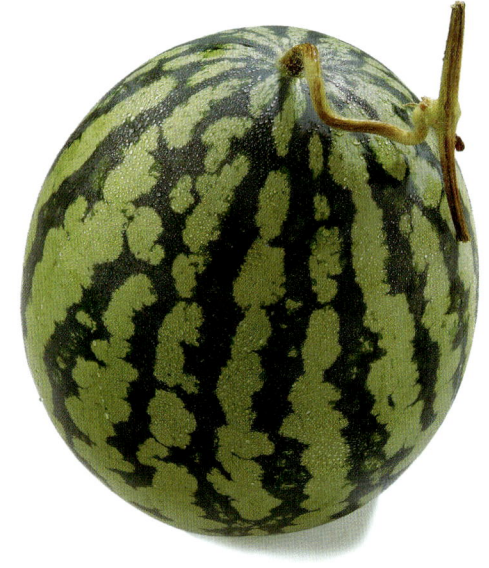

수박에는 수분이 많아 여름철에 갈증을 해소시켜주고 탈수 예방에도 효과적이다. 또 비타민, 칼슘, 칼륨, 인, 철분 등이 들어 있으며 특히 이뇨작용이 뛰어나 신장병이나 방광염에 효과적이다. 고혈압이나 임신으로 인한 부기를 빼 주는 데도 좋다.

수박씨에는 불포화지방산인 리놀레산이 많아 콜레스테롤을 저하시켜 주므로 동맥경화 예방에 효과적이다.

수박씨는 수박을 먹을 때 같이 씹어 먹으면 고소한 맛을 느낄 수 있으며 말려서 볶아 먹거나 달여 먹어도 좋다.

오 이

오이는 비타민 C가 풍부하여 피부를 윤택하게 하고 미백과 보습에도 도움이 된다.

또한 열을 식혀 주므로 바닷가에서 그을렸거나 화상을 입었을 때 갈아서 마시면 좋다. 얇게 썰어 얼굴에 붙이면 여드름, 뾰루지도 예방된다.

오이의 칼륨 성분은 몸 안의 나트륨을 체외로 배출시키며 이때 노폐물이나 중금속도 함께 배출시키므로 고혈압을 예방하고 피를 맑게 하며 피부를 투명하게 한다. 오이는 90% 이상이 수분이므로 다이어트에 도움이 되며 갈증을 해소시켜 준다. 또한, 아스코르브산의 함량이 높아 숙취 해소에도 좋다.

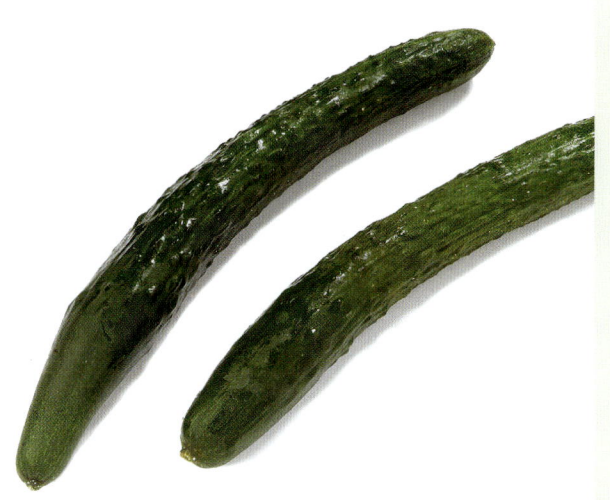

cucumber

yam

마

마에는 사포닌 성분이 있어 콜레스테롤이 혈관에 쌓이는 것을 예방하고 혈압을 내려 주며 당뇨병에도 효과적이다. 마의 끈적끈적한 성분은 위를 보호하고 소화를 도와준다. 또 칼슘, 인이 많이 들어 있어 골다공증 예방에도 좋다.

마는 식이섬유소가 풍부하여 몸속에 쌓여 있는 유해 물질을 흡착해서 몸 밖으로 배출시키고 장운동을 원활하도록 하여 장 속의 환경을 좋게 한다. 학생들에게는 기억력을 높여 학습 능률을 올려준다.

마는 깨끗이 씻어서 껍질째 또는 껍질을 벗겨서 가늘게 채를 썰어 약간의 소금과 참기름을 뿌리면 먹기에 부담이 적다.

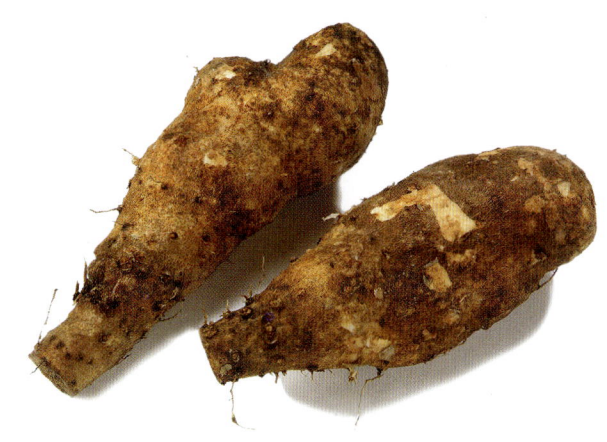

20가지 과일·채소의 효능

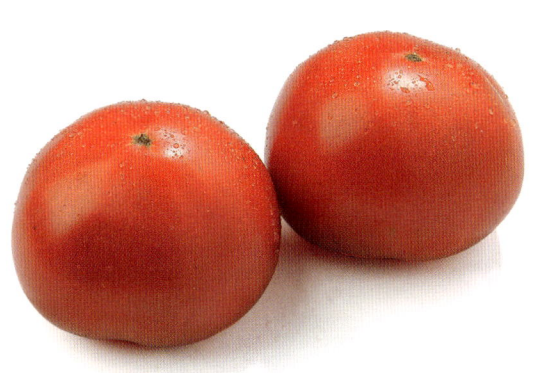

토마토

토마토는 비타민 C가 풍부하며 붉은색의 라이코펜 성분은 활성산소의 작용을 억제하여 암과 성인병을 예방하고 피부 노화를 막아주는 효과가 있다.

알칼리성분인 토마토는 산성인 고기를 먹을 때 함께 먹으면 소화를 돕고 산성 식품을 중화시키는 작용을 하며 포만감을 주므로 다이어트에도 효과적이다.

토마토는 클라이막테릭의 과실로 수확 후 돌발적인 호흡 상승이 일어나 에틸렌가스에 의해 숙성되는 특징이 있다.

tomato

포도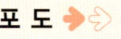

grapes

포도에는 타닌 성분이 있어 소화가 잘 되고 장의 활동을 도우므로 성장기 어린이나 허약한 체질에도 효과적이다.

포도는 몸속의 독소를 배출하고 잦은 기침이나 식은땀, 부종에도 효과가 있다.

또한, 풍부한 철분은 성장기 여학생이나 임산부의 빈혈을 예방하고, 유기산은 혈관의 찌꺼기를 분해하여 혈액의 순환을 원활하게 하므로 성인병 예방에도 좋다. 그리고 포도에는 포도당과 과당이 많이 함유되어 있어 몸의 피로 회복에 좋으며 주석산, 사과산, 펙틴 등이 다량 함유되어 있어 술이나 주스, 잼을 만들기에 적당하다.

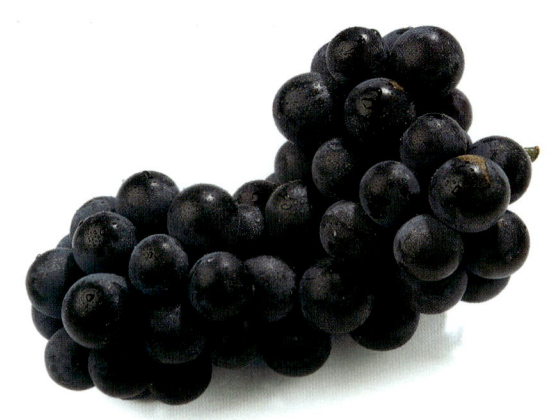

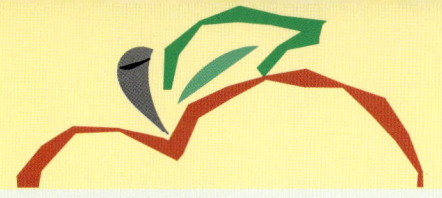

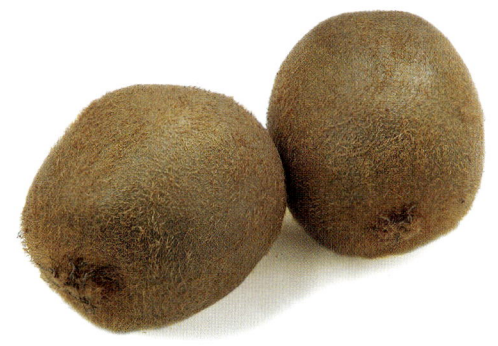

키위

키위에는 비타민 C, 비타민 E, 마그네슘, 칼륨, 섬유질, 펙틴이 풍부하여 발암 물질의 생성을 억제하므로 암 예방에 좋고 심장병, 동맥경화, 고혈압 등을 예방하며 혈중 콜레스테롤을 줄여준다. 또한, 장 기능을 활발하게 하여 변비 해소와 예방에 효과가 있으며 감염과 질병으로부터 면역력을 키워주고 감기를 예방한다.

키위는 피부를 투명하게 하고 노화 방지에도 좋으므로 하루에 2개를 섭취하면 성인 남, 여 비타민 C 권장량인 100mg을 충분히 섭취할 수 있다.

kiwi

단호박

단호박에는 각종 비타민과 미네랄, 섬유질이 많아 성장기 어린이나 회복기 환자에게 좋고 이뇨 작용을 하므로 붓기를 빼주며 감기 예방과 몸을 따뜻하게 하는 효과가 있다.

소화흡수가 잘 되어 비만 방지와 미용에도 좋다.

단호박에서 노란색을 띠는 카로티노이드는 베타카로틴으로 암과 노화 방지에 도움을 주며 면역력을 높여준다.

단호박은 재배할 때 농약을 사용하지 않으므로 깨끗이 씻어서 껍질째 먹는 것이 좋다.

sweet pumpkin

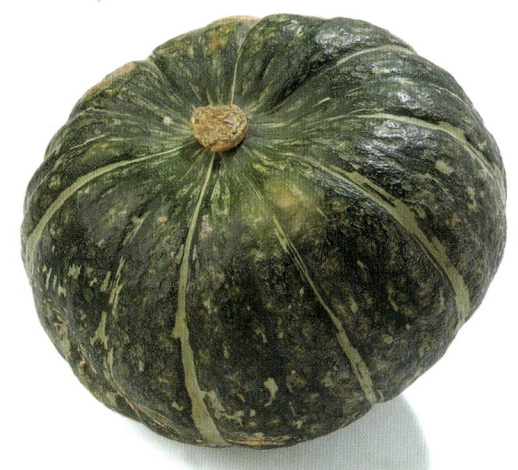

20 가지 과일·채소의 효능

감자

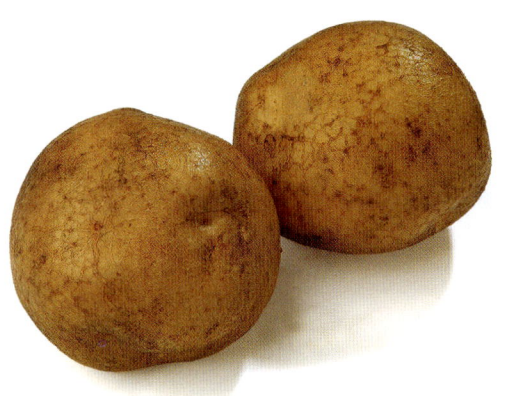

감자는 뿌리채소로 탄수화물, 단백질, 칼륨, 비타민 B_1, B_2, C 등이 다량 함유되어 있다. 암을 억제하는 성분이 있으며 소화 불량에도 효과가 있다. 천식, 피부병 등 알레르기 체질 개선에 사용되고 고혈압, 심장병, 간장병, 동맥경화 등 만성질환을 예방하고 치료하는 데도 많이 사용된다. 감자는 스트레스를 풀어주며 장의 활동을 활발하게 하므로 변비예방에 좋다. 또, 몸속의 불순물을 없애는 정화작용을 하며 술독을 푸는 해독 작용도 한다.

2℃의 저온에서 보관하면 단맛이 증가되며 따뜻한 곳에 두면 당분이 감소하므로 보관에 주의한다. 감자의 싹에는 솔라닌이라는 독소가 있으므로 싹 부분을 완전히 제거하고 조리하여야 한다.

potato

바나나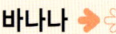

banana

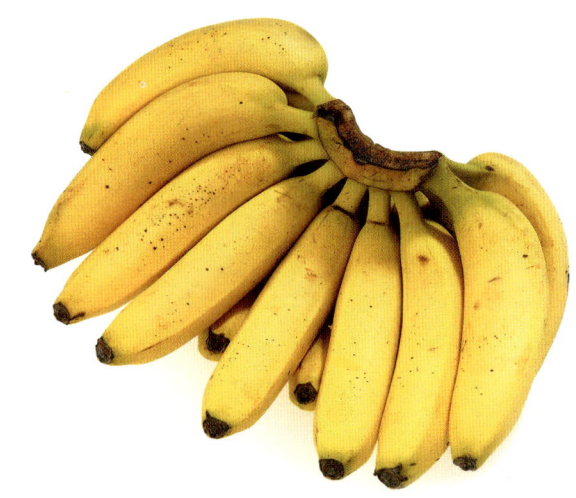

바나나는 칼륨이 풍부하므로 혈압을 내려주는 효과가 있어 고혈압 환자에게 좋으며, 바나나의 풍부한 식이섬유는 포만감을 주지만 지방이 없어 다이어트에 좋다.

또, 수분은 적고 당질이 높아 열량 보급에도 적당하며 변비에도 효과적이다.

바나나에는 기분을 진정시키는 성분이 들어 있으며 특히, 바나나의 펙틴 성분은 발암 물질과 유해 금속을 흡착 배설시키는 기능을 한다.

복숭아

복숭아에는 수분과 비타민 C, A, 펙틴질이 풍부하여 변비에 효과적이고 대장암 예방에도 효과가 있다.

간기능을 활발하게 하고 피부 미백과 노화 억제에 탁월한 효과가 있으며, 특히 담배의 니코틴 제거 효능이 있어 각광받고 있다.

11

peach

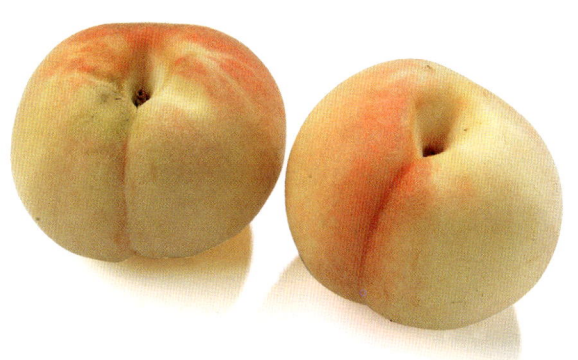

파프리카

파프리카는 열매를 먹는 과채류로 피망보다 크기가 크고 과육이 두툼하여 무겁고 색깔이 선명하고 독특한 단맛이 있다.

열량이 낮아서 다이어트에 좋고 어린이 성장에 도움을 주며 콜레스테롤의 수치를 저하시키고 비타민 C가 풍부하여 아토피와 피부미용에도 좋다.

파프리카는 생으로 샐러드와 주스로 만들어 먹기에 좋으며, 기름에 볶아 먹으면 지용성 비타민 A의 흡수를 높일 수 있다.

하나씩 신문이나 랩으로 포장하여 냉장 보관하는 것이 좋다.

12

paprica

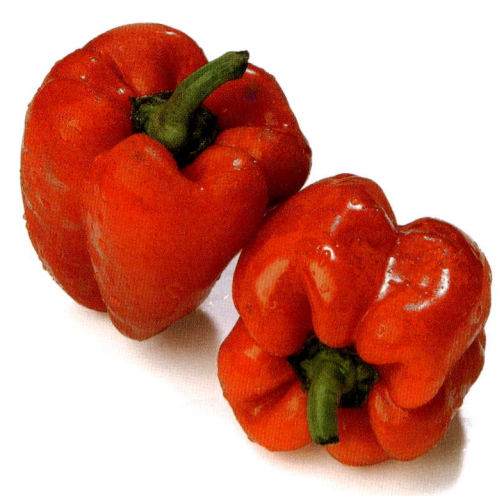

127

20가지 과일·채소의 효능

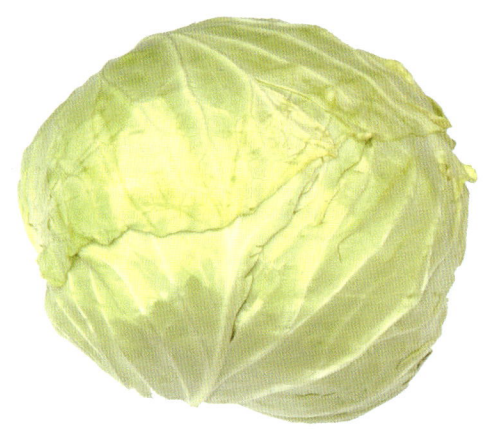

양배추

양배추는 비타민 A 와 C가 풍부하여 감기 예방과 피로 회복에 효과적이며 식물성 섬유질이 많고 장의 운동을 활발하게 하여 변비 해소에도 좋다.

특히, 양배추는 위궤양이나 십이지장궤양의 예방과 치료에 효과적이며 항암 작용이 있어 위암이나 대장암의 발병 위험을 저하시키는 효과가 있다.

궤양으로 인한 출혈을 막아주는 비타민 K와 점막을 보호하고 재생을 돕는 비타민 U가 풍부하다.

양배추는 생으로 먹을 때 가장 영양이 높고 비타민 손실도 줄일 수 있으므로 주스와 샐러드로 많이 이용된다. 그 밖에 양배추 김치나 찜을 해서 젓갈양념과 함께 쌈으로도 먹는다.

cabbage

carrot

당근

당근의 비타민 A는 야맹증과 시력 회복에 효과가 있고 피부를 매끄럽고 탄력있게 하며 여드름 예방에도 좋다. 또한, 발암물질을 제거하고 유해산소가 세포를 손상시키는 것을 예방한다.

당근은 비타민과 미네랄이 풍부하여 고기와 함께 먹으면 산성을 중화시켜 준다.

식이섬유소가 풍부하여 변비를 개선시키며 칼륨과 철분이 혈압을 조절하고 빈혈을 예방한다.

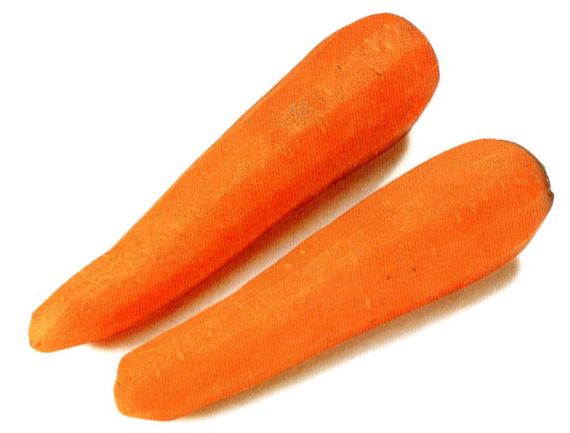

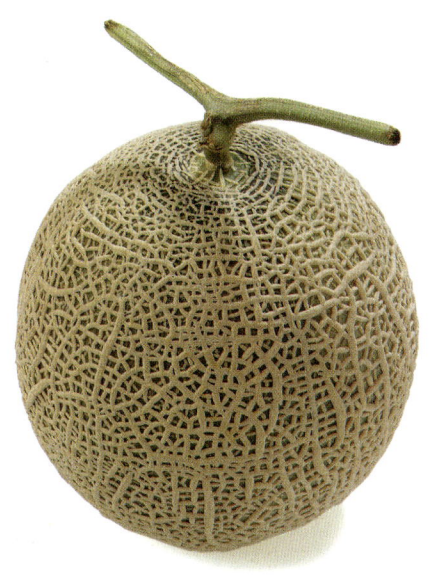

멜론

멜론은 수분이 90%이고 비타민 C가 풍부하여 스트레스 예방과 피로 회복에 좋다. 칼륨이 다량 함유되어 있어 체내에 불필요한 염분을 배출시켜 혈압을 낮추고 혈액순환을 원활하게 하므로 고혈압에 효과가 있다.

또한, 변비를 예방하고 숙취해소, 간 기능 회복에도 도움을 준다.

melon

broccoli

브로콜리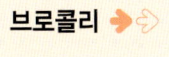

브로콜리는 비타민 A와 C가 풍부하고 빈혈 예방에 좋은 철분도 다량 함유되어 있으며 풍부한 식이섬유는 장 속의 유해 물질을 흡착해서 몸 밖으로 배출시키므로 대장암 예방에 좋다. 또한, 브로콜리는 우리 몸의 활성산소를 억제하여 노화를 방지한다.

브로콜리의 셀레늄은 항암 작용을 하는데 특히 대장암, 폐암, 유방암, 췌장암 예방에 효과가 있다. 또, 면역성을 키워 질병을 예방하고 어린이 성장을 촉진하며 고혈압, 콜레스테롤, 당뇨병, 심장병 등 각종 성인병 예방에 효과적이다.

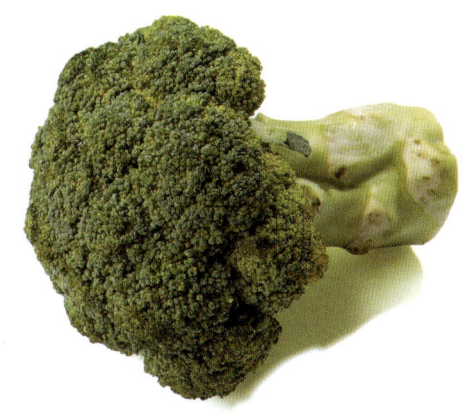

20가지 과일 · 채소의 효능

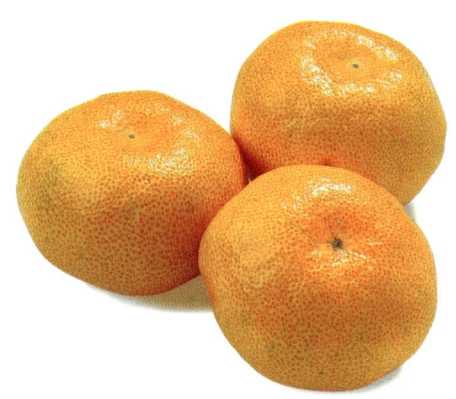

orage

귤

귤의 비타민 C는 감기를 예방하고 체질 개선에도 도움이 되며, 신맛의 구연산 성분은 피로를 회복하고 혈액을 맑게 한다.

귤껍질은 깨끗이 씻어서 말려 차로도 이용하고 한약 재료로 많이 사용하는데 이는 몸을 따뜻하게 하고 가래를 삭히고 기침을 멈추게 한다. 뚝배기 세척 시 중성세제를 사용하면 뚝배기 속으로 세제 성분이 스며들어 요리 시 배출되어 음식에 섞여 몸에 쌓이게 되는데, 중성 세제 대용으로 귤껍질을 이용하여 세척하면 깨끗이 닦을 수 있다.

생산이 많이 되는 겨울에 대량으로 구입하여 깨끗이 씻어서 냉동시켰다가 살짝 녹여 껍질을 까고 주스를 하게 되면 사계절 언제든지 맛있고 신선하게 즐길 수 있다.

그레이프프루트

grapefruit

그레이프프루트(grapefruit)는 일반적으로 자몽이라고 하는데, 비타민 C가 다량 함유되어 피로 회복에 좋고 암, 고혈압, 당뇨병, 콜레스테롤 등 각종 성인병 예방에도 좋다.

그레이프프루트의 비타민 B₁(티아민)은 마음을 안정시키는 효과가 있다.

칼슘과 인이 다량 함유되어 있으며 또, 칼로리가 낮아 다이어트 식품으로 좋다.

비닐에 담아 냉장 보관하는 것이 비타민 파괴를 줄일 수 있다.

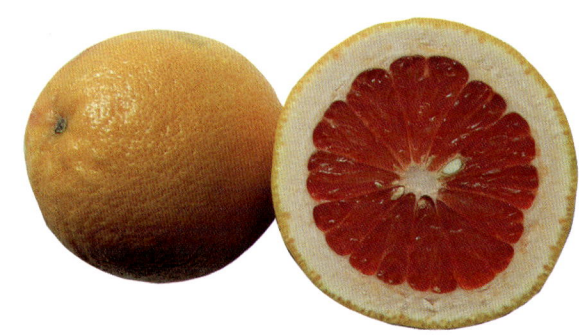

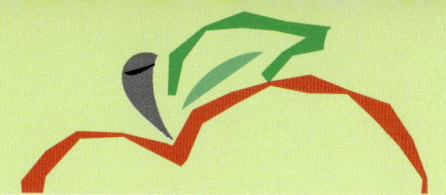

← 배

배는 수분이 90%로 갈증을 해소시키고 열을 내리며 기침이나 가래를 삭혀 천식 치료에 효과가 있다.

몸속의 유해 물질이 소변으로 배출되는 것을 돕고 숙취 해소에도 도움이 된다.

또, 배는 초기감기 예방과 기침에 효과적인데, 이때는 배 꼭지 부분을 1/10 정도 자르고 배의 아랫부분을 수저로 파낸 뒤 꿀을 넣고 뚜껑을 닫고서 호일로 싸 김이 오른 찜 솥에 20분 정도 찌거나 오븐에서 20~30분 구워 우러나온 물을 마신다. 옛날에는 아궁이에서 왕겨를 태워 속에 배를 묻어 구워 먹었다.

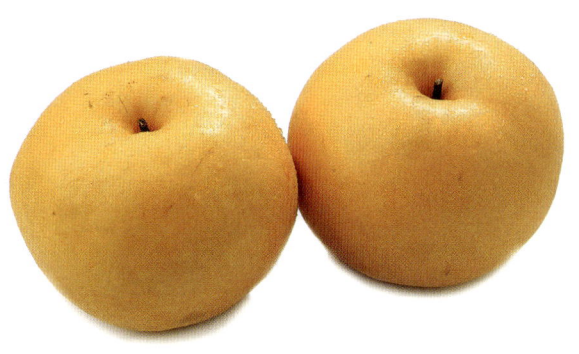

pear

셀러리 →

celery

셀러리는 독특한 향미와 감미가 있어 식욕을 증진시키고 신경을 안정시켜 불면증 해소에 좋다.

셀러리의 풍부한 비타민은 피를 맑게 하고 혈압과 콜레스테롤 수치를 조절하고 각종 성인병 예방에도 효과적이다.

또한, 셀러리에 함유된 칼륨 성분은 몸속의 불필요한 염분을 제거하며 풍부한 섬유질은 배변을 도우므로 변비 개선 효과도 있다. 당과 지방 함량이 낮아 다이어트 식품으로도 좋다.

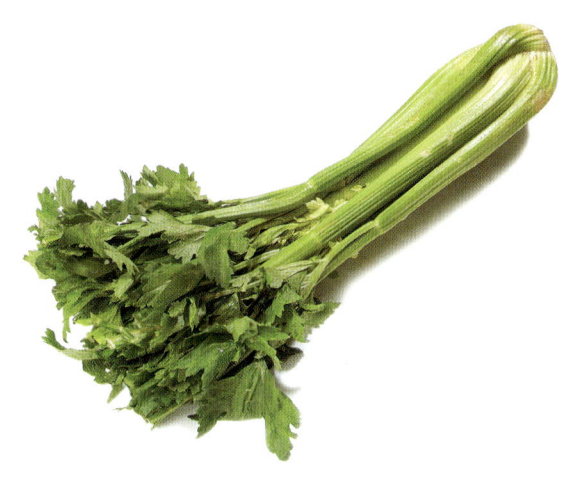

에필로그 | 과일 이야기

수박 이야기

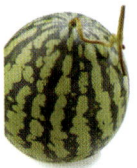
시골 원두막에 누워 노래를 부른다. "풀 냄새 피어나는 잔디에 누워 새파란 하늘과 흰구름 보며~" 어린 시절 나는 뭐가 그리 즐거웠는지, 시키지 않아도 절로 노래가 나오고 일단 한번 노래를 시작하면 스무 고개쯤 거뿐히 넘었다.

원두막을 가운데 두고 지천으로 널려 있는 수박을 보면 누군들 노래가 나오지 않을까? 나 또한 비록 어렸지만 그 풍성함에 세상을 다 가진 듯 하였나 보다.

그 시절 내가 수박을 즐기는 방법은 좀 독특했다. 칼로 수박을 반듯반듯하게 여러 번 잘라서 먹는 것은 재미가 없다. 내 머리보다 두 배는 큼직한 수박을 들고 낑낑대며 원두막으로 올라가 원두막 바닥에 사정없이 내동댕이치면 전혀 예상치도 못한 붉은 색이 사방으로 튀어 오른다. 초록색 바탕에 검은 줄무늬의 공 속에 어쩜 이리도 예쁘고 선명한 붉은 색이 숨어 있을까? 이리저리 흩어진 과육들을 손으로 주섬주섬 집어 입속에 한가득 넣으면 그 달콤한 맛은 한순간 정신을 아찔하게 한다.

입가에는 수박물이 줄줄 흐르고, 손은 찐득찐득, 옷은 수박물이 들어 울긋불긋하지만 마냥 행복하기만 하던 때였다.

지금처럼 청량음료와 각종 주스가 흔하지 않던 시절 수박의 그 달콤한 즙과 아삭아삭한 과육은 황홀함의 절정이었다.

그때를 떠 올리며 오늘은 잘 익은 수박으로 추억의 생과일 주스를 만들어 본다. 내가 사랑하는 가족들과 한 잔의 수박 주스로 추억을 공유해 보고 싶다.

토마토 이야기

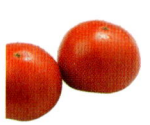
결혼해서 바쁜 도시 생활을 하면서도 간간이 어린시절을 떠 올리며, 시골 생활을 그리워 하였다. 그래서 생각한 것이 주말 농장인데, 나의 제안을 남편도 흔쾌히 받아들여 우리 부부는 주말 농사꾼이 되었다.

처음 하는 농삿일은 어린 시절 봐 온 것과 달리 그렇게 호락호락한 일이 아니었다. 남편의 삽질은 힘만 세고 요령이 없었고, 나도 서툴기는 매 한가지였다. 그래도 욕심은 있어서 배추도 심고, 총각무, 고추, 토마토, 오이, 가지 등등 골고루 많이도 심었다. 그리고는 짬짬이 시간날 때마다 가서 물도 주고, 거름도 주고, 잡초도 솎았다.

그런데 이게 웬일인가? 그렇게 정성들여 가꾸었건만 벌레 먹어 시들시들, 모양은 삐뚤삐뚤 제각기였다. 너무 실망스러워 울고 싶었지만 개중에 다행스럽고 고마운 것은 토마토란 놈이 발그레한 얼굴을 내비치며 예쁘고 탐스럽게 대롱대롱 매달려 있는 것이었다. 그것을 보자 실망감은 사라지고 그동안의 힘들었던 마음도 한순간에 스러졌다.

수확의 힘이 이렇게 클 줄이야. 토마토! 너 참 고맙고 대견하다.

손수 수확한 토마토를 살며시 저며서 맛있는 샌드위치를 만들어 볼 생각에 그날은 집으로 돌아오는 내내 흥분된 마음을 가라앉힐 수 없었다.

INDEX

감자 달걀 샌드위치 • 65
감자 샐러드 샌드위치 • 61
감자 양배추 주스 • 97
감자 토마토 주스 • 97
감자를 맛있게 삶는 요령 • 97
견과류를 이용하여 단호박 경단 만들기 • 31
구수하고 감칠맛 나는 감자죽 끓이기 • 69
귤 토마토 주스 • 113
귤 파인애플 주스 • 113
그레이프프루트 멜론 주스 • 115
그레이프프루트 사과 주스 • 115
김치전 피자 • 25
단호박 경단 • 31
단호박 고구마 샐러드 샌드위치 • 59
단호박 배 주스 • 95
단호박 브로콜리 주스 • 95
닭다리 살 샌드위치 • 47
닭다리 살 채소 샌드위치 만들기 • 47
당근 바나나 주스 • 107
당근 사과 주스 • 107
당도가 떨어진 수박으로 팥빙수 만들기 • 83
동그랑땡 만드는 방법 • 75
두부 샌드위치 • 23
두부로 쉽게 죽 만들기 • 23
마 복숭아 주스 • 87
마 인삼 주스 • 87
마늘빵 불고기 샌드위치 • 43
마늘빵 직접 만들기 • 43
맛있는 귤 고르는 방법 • 113
머스터드 소스 • 53
멜론 고르는 방법 • 109
멜론 바나나 주스 • 109
멜론 오렌지 주스 • 109

모닝빵 과일 버거 • 63
미니 돈가스 샌드위치 • 55
바게트 고추장 샌드위치 • 57
바나나 도라지 주스 • 99
바나나 자두 주스 • 99
바나나 잼 만들기 • 117
배 바나나 주스 • 117
배 연근 주스 • 117
버터롤 샌드위치 • 49
베이글 샌드위치 • 21
복숭아 고구마 주스 • 101
복숭아 맛있게 먹는 방법 • 101
복숭아 사과 주스 • 101
브런치 브레드 샌드위치 • 35
브로콜리 그레이프프루트 주스 • 111
브로콜리 오렌지 주스 • 111
사과 셀러리 주스 • 81
사과 키위 주스 • 81
새우 샌드위치 • 67
샌드위치 소스와 도구 • 14
샌드위치 속 재료 • 12
샌드위치용 빵의 종류 • 11
생선 커틀릿 샌드위치 • 51
셀러리 그레이프프루트 주스 • 119
셀러리 당근 주스 • 119
셀러리 먹는 방법 • 119
소시지 가래떡 롤 • 39
소시지 구이 만드는 방법 • 77
소시지 샌드위치 • 77
수박 당근 주스 • 83
수박 토마토 주스 • 83
시원한 키위 주스 즐기기 • 93
식빵 튀김 • 29

신선한 달걀 고르는 방법 • 33
양배추 미나리 주스 • 105
양배추 브로콜리 주스 • 105
어니언 샌드위치 • 53
오이 배 주스 • 85
오이 사과 주스 • 85
오이의 보관 방법 • 85
참치 감자 부침 샌드위치 • 33
참치 모닝빵 샌드위치 • 41
채소 동그랑땡 샌드위치 • 75
치즈 감자 샌드위치 • 69
치즈 잼 롤 샌드위치 • 45
카스텔라 고구마 케이크 • 37
퀘사디아 • 73
키위 매실 주스 • 93
키위 바나나 주스 • 93
타르타르소스 • 51
토마토 딸기 주스 • 89
토마토 수박 주스 • 89
토마토의 보관 방법 • 89
튀김을 바삭하게 하는 요령 • 29
파프리카 바게트 샌드위치 • 71
파프리카 셀러리 주스 • 103
파프리카 소스 만드는 방법 • 71
파프리카 포도 주스 • 103
포도 그레이프프루트 주스 • 91
포도 사과 주스 • 91
피자 소스 만드는 방법 • 25
핫케이크 샌드위치 • 19
햄버그스테이크 햄버거 • 27

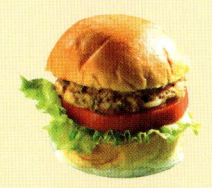

주스 & 샌드위치
굿모닝 다이어트

2008년 1월 20일 인쇄
2008년 1월 25일 발행

지은이 : 배태자
펴낸이 : 남상호

펴낸곳 : 도서출판 **예신**
www.yesin.co.kr

140-896 서울시 용산구 효창동 5-104
전화 : 704-4233, 팩스 : 715-3536
등록 : 제03-01365호(2002. 4. 18)

값 **12,000원**

ISBN : 978-89-5649-057-1

*이 책에 실린 글은 문서에 의한 출판사의
동의 없이 무단 전재·복제를 금합니다.

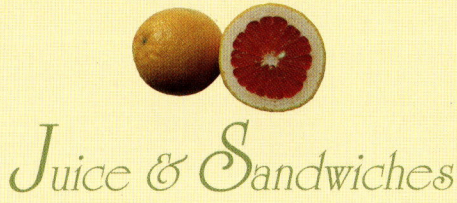

Juice & Sandwiches